Pflegebildung in Deutschland und die Verzahnung der Aus-, Fort- und Weiterbildung mit dem tertiären Bereich

Ruth Ingwersen

Pflegebildung in Deutschland und die Verzahnung der Aus-, Fort- und Weiterbildung mit dem tertiären Bereich

Der Europäische Bildungsprozess und die deutsche Pflegebildung

CIP-Kurztitelaufnahme der Deutschen Bibliothek: Ruth Ingwersen: Pflegebildung in Deutschland und die Verzahnung der Aus-, Fort- und Weiterbildung mit dem tertiären Bereich.

Die Deutsche Bibliothek verzeichnet diese Publikation in der deutschen Nationalbiographie. Detaillierte bibliographische Angaben sind im Internet unter http://dnb.d-nb.de abrufbar.

Auflage: 1. Auflage, Januar 2009
BOD-Verlag, Norderstedt

Redaktion:
Reihe Pflegewissenschaft
An den Hafergärten 9
35410 Hungen
www.pflege-wissenschaft.info/buch
ISBN: 9-783-837079-685

Lektorat: Andreas Lauterbach
Umschlagbild: Fotolia
Layout&Satz: Verlag
Druck: BOD-Verlag, Norderstedt

ABKÜRZUNGSVERZEICHNIS

ANKOM	Anrechnung beruflicher Kompetenzen auf Hochschulstudiengänge
APEL	Assessment for Prior and Experiential Learning
BA	Bundesagentur für Arbeit
BER	Bundeselternrat
BLK	Bund-Länder-Kommission
BMBF	Bundesministerium für Bildung und Forschung
BMWi	Bundesministerium für Wirtschaft und Technologie
BWP	Berufsbildung in Wissenschaft und Praxis. Herausgegeben vom Bundesinstitut für Berufsbildung
DBfK	Deutscher Berufsverband für Pflegeberufe
DBR	Deutscher Bildungsrat für Pflegeberufe
DIE	Deutsches Institut für Erwachsenenbildung
DIPF	Deutsches Institut für internationale pädagogische Forschung
EK	Europäische Kommission – Generaldirektion Bildung und Kultur
EQF	European Qualifications Framework
EU	Europäische Union
GATS	General Agreement on Trade in Services
GW	Gemeinsame Wissenschaftskonferenz
HRG	Hochschulrahmengesetz
IES	Institut für Entwicklungsplanung und Strukturfor-schung
IG	Industriegewerkschaft
ISCED	International Standard Classification of Education
ILO	International Labour Organization
HRK	Hochschulrektorenkonferenz
KMK	Kultusministerkonferenz
KSC	Knowledge, Skills and Competences (Wissen, Fertigkeiten und Kompetenzen)
KWB	Kuratorium der deutschen Wirtschaft für Berufsbildung
RdJB	Recht der Jugend und des Bildungswesens
WR	Wissenschaftsrat

„Zwischen den allgemein bildenden Schulen, den Hochschulen sowie der beruflichen Bildung bestehen vielfältige Interdependenzen. Alle Entscheidungen zur quantitativen Entwicklung des Hochschulsystems müssen daher auch Aufgaben und Entwicklungstendenzen des Systems der beruflichen Bildung mit berücksichtigen."

(Wissenschaftsrat 2006, S. 44)

1. Einleitung

Das Motiv für die Erstellung der vorliegenden Arbeit wurzelt in der Suche nach Antworten auf eine ganze Reihe von Fragestellungen, die die Weiterentwicklung des Pflegebildungssystems betreffen. Anstrengungen zu dessen Weiterentwicklung müssen die aktuellen Änderungen im Pflegebereich und die damit einhergehenden Diskussionen im hochschulischen und im berufsbildenden System berücksichtigen. Der in der Überschrift verwandte Begriff „tertiärer Bereich" bezieht sich auf den in der Terminologie von Bildungszusammenhängen gebrauchten Begriff. Er bezieht sich also auf das hochschulische System, nicht etwa auf den aus der Volkswirtschaft stammenden Begriff des Tertiärsektors, der den Dienstleistungssektor meint. Die durch die Erklärung von Lissabon im Jahre 2000 angestoßenen Entwicklungen im Rahmen des europäischen Bildungsraums müssen in die Überlegungen einbezogen werden. Für anstehende Reformen in Pflegestudiengängen ist es erforderlich, vor allem den Brügge-Kopenhagen-Prozess, der sich an den Bolognaprozess anschließt, einer kritischen Betrachtung zu unterziehen. In Brügge beschlossen 2001 die Generaldirektoren für berufliche Bildung in Europa, in der EU einen Prozess einzuleiten, der auf die Schaffung beruflicher Bildung mit Weltniveau abzielt, in Kopenhagen wurden im Jahre 2002 konkrete Strategien der Umsetzung beschlossen. Was sind die Ziele dieses Prozesses und wie ist der Stand der Umsetzung? Wohin wird dieser Prozess aller Voraussicht nach führen und welche Spielräume gibt es bei der Umsetzung? Hat er aller Voraussicht nach Auswirkungen auf die Entwicklung von Pflegestudiengängen oder müssen sich die Hochschulen gar nicht mit diesem Prozess beschäftigen, da er ja vorwiegend den berufsbildenden Bereich betrifft?

Es stellte sich auch die Frage, welche Vor- und welche Nachteile für wen bereits heute ersichtlich sind, wie die Akzeptanz des Kopenhagenprozesses bei den beteiligten Akteuren ist, welche Interessen und Ziele mit diesem Prozess verbunden sind und ob überhaupt mit verbindlichen Vorgaben bzw. mit indirektem Veränderungsdruck zu rechnen ist, dem sich in absehbarer Zeit in letzter Konsequenz auch die Hochschulen fügen müssen.

Die im Koalitionsvertrag 2005 von der CDU, CSU und SPD beschlossene Regelung, den Zugang zum Hochschulstudium für alle Absolventen einer Berufsausbildung zu öffnen, impliziert u.a. eine bessere Verzahnung von beruflicher und allgemeiner Bildung sowie die Forderung nach mehr Anerkennung der Gleichwertigkeit beruflicher und allgemeiner Bildung (Koalitionsvertrag 2005). Hieraus ergeben sich Konsequenzen für den hochschulischen Bereich hinsichtlich der Möglichkeiten der Anrechenbarkeit von Leistungen beruflicher Bildung auf ein Hochschulstudium. Welche Vorgaben, welche Reformen sind hier zu erwarten?

Sowohl im berufsbildenden als auch im hochschulischen Bereich der Pflegebildung ist der Bedarf an mehr Systematik und einer Verbesserung der Anschlussfähigkeit in den jeweils weiterführenden Bildungsbereich besonders hoch. Da der Abschluss der dreijährigen Pflegebildung an einer Schule des Gesundheitswesens nicht zwangsläufig mit dem Erwerb einer Fachhochschulreife verbunden ist, betrifft dies vor allem den Übergang von der dreijährigen Ausbildung in die Hochschule. Neue Ungereimtheiten ergeben sich durch die zunehmenden Bestrebungen, die pflegerische Erstausbildung ganz oder teilweise in den tertiären Bereich zu verlagern: Obwohl 2003 ein neues Altenpflege- und 2004 ein neues Krankenpflegegesetz in Kraft getreten sind, ist bisher der Abschluss an einer Altenpflegeschule oder einer Schule des Gesundheitswesens zwingend, um die Berufszulassung zu erhalten. Wer als Erstausbildung ein Pflegestudium abschließt, kann bisher nur zwei Jahre auf die berufliche Erstausbildung angerechnet bekommen und muss also ein Jahr einer innerhalb der Logik des Bildungssystems „niederwertigeren" Ausbildung nachholen, wenn er als Fachkraft für Gesundheits- und Krankenpflege oder als Altenpfleger/in arbeiten will (§ 6 KrPflG, § 7 AltPflG). Dies ist darin begründet, dass die Ausbildung nach Zeitkriterien limitiert ist und nicht nach inhaltlicher Deckungsfähigkeit mit dem Studium (Piotrowski et al. 2006, S. 2). Eine Aufweichung dieser Regelungen erfolgte allerdings mit Inkrafttreten des Gesetzes zur Weiterentwicklung der Pflegeversicherung (PfWG) zum 1.8.2008 ab, wonach die staatliche Prüfung bei Pflegeausbildungen, die an Hochschulen stattfinden, auch dort abzulegen ist.

Aber auch innerhalb des Systems der Weiterbildung besteht dringender Bedarf an einem systematischen System wechselseitiger Anerkennung und Anrechnung. Hier kommt es z. B. gegenwärtig vor, dass Fachkräfte neben langjähriger Berufstätigkeit in unterschiedlichen Feldern und auf verschiedenen Ebenen drei Weiterbildungslehrgänge von jeweils ein bis zweijähriger Dauer ohne Anrechnungsmöglichkeiten absolvieren, bevor sie im Anschluss daran ein Bachelorstudium beginnen (Knigge-Demal et al., 2007).

In den meisten Pflegestudiengängen besteht durch die Einführung der gestuften Studiengänge im Zuge des Bolognaprozesses der Widerspruch, dass einerseits der Bachelorabschluss als erster qualifizierender Abschluss gilt, Voraussetzung für die Zulassung zu einem Pflegestudium aber andererseits eine dreijährige einschlägige Berufsausbildung ist; zumindest trifft dies für die meisten dieser Studiengänge in Deutschland zu. Dies widerspricht den aktuellen Maximen von Verzahnung und Anrechenbarkeit: „Die historisch gewachsene Abschottung des beruflichen und der hochschulischen Bildung wird einem modernen, auf die Zukunft gerichteten Bildungssystem nicht gerecht und ruft sozialen wie auch innovativen Mismatch hervor, insbesondere die veränderten Kompetenzanforderungen auch in der beruflichen Bildung haben zu zunehmender Überlappung von Kompetenzen aus beiden Bildungssektoren geführt. Dies und die demographische Entwicklung erzwingen geradezu eine deutlich erhöhte Durchlässigkeit zwischen beruflicher und hochschulischer Bildung." (Vernetzungskonferenz, 2007). Laut KMK können nun bis zu 50 % von Leistungen eines Studiengangbewerbers, die im Berufsfeld erbracht wurden, aufs Studium angerechnet werden (KMK 2002). Möglichkeiten und Systematiken für (Teil-) Anrechnung von bereits absolvierten Ausbildungen, erbrachten Studienleistungen und darüber hinaus auch von Ergebnissen informellen und nichtformalen Lernens werden in den entsprechenden Dokumenten der Kommission der Europäischen Union gefordert. Daraus ergibt sich eine Reihe weiterer Fragestellungen; diese stellen den Schwerpunkt der vorliegenden Arbeit dar.

Eine Auswirkung des europäischen Bildungsprozesses lässt sich jetzt bereits spüren: im Zuge des Bologna Prozesses, der unter anderem eine bessere Verzahnung sowie eine Erhöhung der Gleichwertigkeit von beruflicher und allgemeiner Bildung fordert, gibt es inzwischen in fast allen Bundesländern für Praktiker mit Berufserfahrung die Möglichkeit, an einer Hochschule entweder berufsbegleitend oder in Vollzeit zu studieren und sich so weiterzubilden (BMBF et al., 2006). Da es außerdem im oben erwähnten bundesweit gültigen Ausbildungsgesetz der Krankenpflege Änderungen gab – es ist nun eine akademische Ausbildung für die Lehrenden an Pflegeschulen vorgesehen (§ 4, Abs. 4 KrpflG) – orientieren sich viele der ehemals zum Lehrer für Pflegeberufe weitergebildeten Krankenschwestern und Krankenpfleger Richtung Hochschulstudium. Auch wenn die HRK sich bisher für Einzelfallentscheidungen ausspricht, erscheint es sinnvoll, klare Kriterien zu erarbeiten, welche Leistungen aus der vergangenen Berufstätigkeit bzw. Weiterbildung angerechnet werden können. Es stellt sich die Frage, ob die bisherigen Ergebnisse zur Entwicklung eines Europäischen und nationalen Qualifikationsrahmens (EQR und NQR) bzw. des European Credit Transfer System for Vocationale Education and Training (ECVET) schon anwendungstauglich bzw. erprobungstauglich sind oder ob zumindest die bisher hier geführten Diskussionen eine Hilfe bei der Entwicklung eigener Anrechnungskonzepte sein können und was es da zu berücksichtigen gibt, wenn eine weitere Studienreform ins Haus steht.

Da den Bundesländern in Deutschland (KrPflG §4, Abs. 4) überlassen ist, auf welchem Niveau und mit welchem Abschluss sie Pflegepädagogen ausbilden, gibt es in Deutschland inzwischen die ganze Bandbreite von Hochschulabschlüssen für Pflegepädagogen, von Fachhochschul-Bachelor bis zum Universitätsdiplom und Master. Dieser Zustand kann auf Dauer nicht befriedigen und erweist sich sogar dann als mobilitätshemmend, wenn Betroffene nicht innerhalb der EU umziehen wollen, sondern nur von einem Bundesland in ein anderes. Was die Lehrerausbildung angeht, muss jedoch in der neuen Klassifikation von Bildungsabschlüssen im tertiären Bereich bei Lehrern an beruflichen Schulen von einem Master-Niveau ausgegangen werden, woraus sich für weitergebildete Lehrer für Krankenpflege, die manchmal 20 Jahre oder mehr Berufspraxis aufweisen können, eine Nachqualifizierungszeit von 4 - 5 Jahren (Piotrowski et al., S. 2) ergeben kann.

Hinsichtlich des Systems der Pflegebildung, das eine sehr große Personengruppe betrifft – Schätzungen gehen von 1,2 Millionen aus (Piotrowski et al. S., 2) – lässt sich ein erheblicher Entwicklungsbedarf feststellen, was die bildungsökonomische und berufsbiografische Perspektive angeht hinsichtlich der Flexibilisierung der Bildungsstrukturen und Bildungswege.

Wo Pflegepädagogen für den berufsbildenden Bereich ausgebildet werden, ist es außerdem dringend erforderlich, dass die Diskussionen und Arbeitsergebnisse zum Kopenhagenprozess, die zur Zeit erkennbar sind, von diesen wahrgenommen, diskutiert und bewertet werden können. Dazu ist es notwendig, dem Thema auch im Bachelorstudiengang in der Lehre einen Platz einzuräumen; wie viel Raum, gilt es abzuschätzen. Auch dafür soll diese Arbeit eine Grundlage liefern.

Es zeigte sich schnell, dass sich in den Dokumenten der Kommission eine eigene Terminologie entwickelt hat, die bereits ihren Niederschlag in umfangreichen Glossars gefunden hat; diese Begriffe (z. B. ECVET, stake holder, *units*, ANKOM etc.) gehören nicht unbedingt zur Alltagssprache, sind auch in der pädagogischen Fachsprache bisher nicht sehr verbreitet und sollten geklärt werden. Die in dieser Arbeit verwandten Begriffe werden in einem Glossar erläutert (Kapitel 11).

Methodisches Vorgehen

Im folgenden Kapitel (Kapitel 2) wird zunächst auf den Brügge-Kopenhagen-Prozess eingegangen, die Hintergründe seiner Entstehung und die mit diesem Prozess angestrebten Ziele. Nach einer Darstellung des Kompetenzbegriffs der Europäischen Kommission und des für Deutschland neuen Themas der Anerkennung nicht formaler Lernleistungen geht es im Kapitel 3 um die wichtigsten Instrumente, die im Zusammenhang mit dem Brügge-Kopenhagenprozess entwickelt wurden bzw. die sich zur Zeit in der Entwicklung befinden: der europäische und nationale Qualifikationsrahmen, die Referenzniveaus, das ECVET-System und der Europass. Wegen der Bedeutung des Instruments ECVET für das Thema der Verzahnung und der Anrechenbarkeit wird dieses im Kapitel 4 gesondert behandelt. Vieles ist hier noch zu klären, aber es besteht unter den Experten Konsens, dass diese Prozesse nicht umkehrbar sind. Sie sind deshalb zwingend Bestandteil jeder Diskussion, bei der es um die Vernetzung von beruflicher und hochschulischer Bildung geht.

Ausgeklammert werden musste aus Zeitgründen eine vertiefte Betrachtung der im Zusammenhang mit dem EQR getroffenen Vereinbarungen hinsichtlich Qualitätssicherung der Bildung und der Verfahren für die Anerkennung von Qualifikationen.

Die Bedeutung des Konzeptes der Modularisierung für das deutsche berufsbildende System und die Frage nach dessen Vereinbarkeit mit dem Berufskonzept hat in diesem Zusammenhang einen wichtigen Stellenwert und wird deshalb im Kapitel 5 besonders behandelt. Die Stellungnahmen einiger wichtiger Akteure im deutschen Bildungswesen zum Brügge-Kopenhagenprozess werden im Kapitel 6 rezipiert.

Im darauf folgenden Kapitel (Kapitel 7) geht es um Anrechnungsverfahren und Leistungspunktesysteme an der Schnittstelle zwischen Berufsbildungs- und Hochschulbereich. Hier werden das Thema der Hochschulzugangsberechtigung sowie die eher traditionellen hochschulischen Auswahlverfahren dargestellt. Anschließend geht es um den Modellfall der IT-Weiterbildung, der unter Experten als Beweis dafür dient, dass es möglich ist, Äquivalenzverfahren zu entwickeln, die eine Anrechnung beruflicher Kenntnisse auf Hochschulstudiengänge ermöglichen. Es folgen eine Darstellung des Projekts ANKOM des BMFB, die Vorstellung eines dort entwickelten Anrechnungsmodells sowie ein Projektbeispiel aus Pflegestudiengängen. Unter dem Aspekt der Vernetzung von beruflicher Ausbildung und Hochschulstudiengängen wird des Weiteren auf duale Studiengänge eingegangen (Kapitel 8). In einem Gesamtresümee folgen abschließend Überlegungen zu sinnvollen und begründbaren Reformen unter dem Blickwinkel von Vernetzungs- und Anrechnungsprämissen.

2. DER BRÜGGE-KOPENHAGEN-PROZESS – HINTERGRÜNDE, ZIELE UND ZENTRALE BEGRIFFE

2.1 HINTERGRÜNDE

Der Brügge-Kopenhagen-Prozess basiert auf der Lissabonner Erklärung der Europäischen Union aus dem Jahr 2000. Bis 2010 soll danach die Europäische Union zum „wettbewerbsfähigsten wissensbasierten Wirtschaftsraum der Welt" werden. Ein Baustein zur Erreichung dieses Ziel stellte bereits die Umsetzung der Erklärung von Bologna dar, in der es um die Schaffung eines europäischen Hochschulraumes geht; ein zweiter, der Brügge-Kopenhagen-Prozess, betrifft den Berufsbildungsbereich. Ziel des letztgenannten ist es, Verfahren und Instrumente der Koordination zu entwickeln, ohne die nationalen Bildungssysteme zu vereinheitlichen.

Die Europäische Gemeinschaft hat in der Vergangenheit unter dem Stichwort Freizügigkeit bereits vielfältige Initiativen hinsichtlich der Verfahren zur wechselseitigen Anerkennung von Qualifikationen angestoßen. Neben der Freizügigkeit von Kapital sollte auch die Freizügigkeit von Arbeitskraft ermöglicht werden. Damit sollte jeder Arbeitnehmer die Möglichkeit erhalten, in anderen Ländern zu lernen und zu arbeiten, und jedes Unternehmen sollte Arbeitskräfte aus allen europäischen Ländern beschäftigen können. Da eine grenzüberschreitende Bildungs- und Arbeitsmobilität durch die große Heterogenität der Bildungssysteme Europas, ihrer Bildungsgänge, Abschlüsse und Qualifikationen massiv behindert wird, wollte die EU in den Bildungssystemen die Voraussetzungen für diskriminierungsfreie Arbeitsmobilität und zunehmende Bildungsmobilität schaffen.

Ursprünglich hatte die zuständige Kommission hier Strategien verfolgt, die einerseits darauf abzielten, mit analytischen Verfahren Qualifikationen transparent zu machen, um darauf aufbauend deren wechselseitige Anerkennung zu ermöglichen; andererseits wurde auch versucht, zu einer Harmonisierung der Bildungssysteme und damit auch der Qualifikationen zu kommen (Drexel 2005, S. 21ff.). Die Errichtung des Europäischen Zentrums für die Entwicklung der Berufsbildung (CEDEFOP) in den siebziger Jahren des 20. Jahrhunderts resultierte aus dem Versuch, zunächst direkte Anerkennungsverfahren von Berufsabschlüssen, dann in den 80er Jahren detaillierte Entsprechungsverfahren von Abschlüssen zu etablieren (Severing 2006, S. 18, nach: Sellin). In den Allgemeinen Grundsätzen zur europäischen Zusammenarbeit im Bildungsbereich von 1963 (Beschluss 63/266/EWG) wurde bereits die „gegenseitige Anerkennung der Zeugnisse und sonstigen Urkunden über den Abschluss der Berufsausbildung" angestrebt. Damals versuchte man zunächst, die Ausbildungsniveaus schrittweise anzugleichen. Nach langwierigen Verhandlungen wurden hierzu „Sektor-Richtlinien" vor allem für Berufe des Gesundheitswesens und für Architekten verabschiedet. Wegen des hohen Aufwandes wurde von dem Weg der Vereinheitlichung durch Standards abgewichen. Stattdessen sollte es nun für reglementierte Berufe eine formale Anerkennung von Befähigungsnachweisen für nicht reglementierte „Entsprechungen" geben[1] (Fahle/Hanf 2005, S. 2). Der Vergleich der nationalen Bildungsklassifikationen stellte sich als sehr schwierig heraus, zu sehr waren diese geprägt durch die jeweiligen nationalen Strukturen. Auch ein Versuch, eine bereits bestehende internationale Beschäftigungsklassifikation zu nutzen, erbrachte nur sehr unbefriedigende Resultate.

Im Bereich der nicht reglementierten Berufe, also die nicht durch Richtlinien abgedeckten Berufsabschlüsse, waren besonders die auf der Facharbeiter- und Fachangestelltenebene Beschäftigten betroffen. Die gesellschaftliche und ökonomische Bedeutung der Realisierung eines europäischen Berufsbildungsraums liegt darin, dass zwei Drittel der Beschäftigten dem Bereich mittlerer Facharbeit (Facharbeiter, Fachangestellte, Techniker) zugerechnet werden können. Die Qualifizierung von Fachkräften unterhalb der Hochschulausbildung gilt als eine Schlüsselfrage für jede moderne Ökonomie sowie als eine zentrale Größe zur Realisierung gesellschaftlich stabiler und demokratischer Strukturen (Rauner 2004, S. 464).

1985 wurde mit der „Entsprechungen von beruflichen Befähigungsnachweisen zwischen den Mitgliedsstaaten" ein Informationssystem für Arbeitgeber und Arbeitnehmer für 209 Berufe geschaffen. Es enthielt unter anderem ein fünfstufiges Schema von Qualifikationsniveaus, das „Fünf-Stufen-Schema" der International Labour Organization (ILO). Hier stellte ein Problem dar, dass sich Bildungskriterien mit Kompetenzkriterien vermischten. Einerseits wurden die Stufen über Inputkriterien wie z. B. Zugänge ins Bildungssystem, andererseits über Kompetenzprofile definiert wie z. B. die Fähigkeit zur selbständigen Ausführung von praktischen Arbeiten. Das Schema ist in Deutschland nie akzeptiert worden. Hier gab es z. B. Probleme damit, auf welcher Stufe die deutschen dualen Berufsabschlüsse einzuordnen seien. Potentielle Nutzer fanden die Ergebnisse wenig brauchbar, diese Versuche wurden jedenfalls wegen mangelnder Inanspruchnahme durch Arbeitgeber und Arbeitnehmer 1992 eingestellt (Drexel 2005, S. 22; Fahle/Hanf 2005, S. 3, Rauner 2004, S. 467).

Erwähnenswert ist, dass in den achtziger Jahren mehrere Urteile des Europäischen Gerichtshofes darauf abzielten, die Zuständigkeiten der EG in der allgemeinen und der beruflichen Bildung auszuweiten. Dies führte zu verstärktem Widerstand in den Mitgliedsländern. Im Vertrag von Maastricht (1992) wurden

---

[1] Unter http://ec.europa.eu/findet sich eine Übersicht über alle einschlägigen Richtlinien der Europäischen Union.

die Kompetenzen der EU für die Berufsbildung neu definiert und das Freiwilligkeitsprinzip und das Harmonisierungsverbot in Kraft gesetzt. Die EU kann nur neue Impulse geben und Innovationen fördern sowie die Maßnahmen der Mitgliedsländer unterstützen und ergänzen. Seitdem konzentriert sich die Kommission auf indirekte Strategien einer Beeinflussung der nationalen Systeme (Drexel 2005, S. 23). Das Mittel der Durchsetzung der politischen Ziele ist die Methode der Offenen Koordinierung (OMK) (Meyer 2006, S. 1). Gemeinsame Ziele werden aufgestellt und deren Umsetzung angestrebt, aber es gilt das Subsidiaritätsprinzip, die Union ist formal nicht zur Rechtsetzung befugt.

Seit Mitte der 90er Jahre rückte außerdem das „lebenslange Lernen" in den bildungspolitischen Mittelpunkt der Europäischen Gemeinschaft. Offene Zu- und Übergänge im Bildungssystem und die Förderung des Qualifikations- und Kompetenzerwerbs sollten gefördert werden (Fahle/Hanf 2005, S. 2)[2].

Für die „reglementierten Berufe", zu denen auch die deutsche Krankenpflegeausbildung gehört, gilt, dass deren Ausübung durch Rechts- und Verwaltungsvorschriften in den Mitgliedsstaaten an einen Nachweis gebunden ist. Hier wurden 1989 Anerkennungsrichtlinien (Richtlinie 89/48/EWG) für Hochschuldiplome (bei mindestens dreijähriger Ausbildungsdauer) und 1992 für Prüfungszeugnisse für postsekundäre Ausbildungen (Richtlinie 92/51/EWG) von geringerer Dauer erlassen. Weitere Richtlinien kamen in den 90er Jahren dazu. Zur Vereinheitlichung und Vereinfachung der Verfahren wurden 2005 sämtliche Anerkennungsrichtlinien in einer einzigen Richtlinie zusammengefasst, der ein fünfstufiges Schema zugrunde liegt, das auf den Kriterien Ausbildungsdauer, Bildungsbereich und Art des Nachweises beruht. Deutschland hatte zunächst gegen diese Richtlinie gestimmt; das Schema galt als nicht wirklich mit den Strukturen des deutschen Berufsbildungswesens kompatibel (Rauner 2004, S470ff.). U.a. wurde der deutsche Geselle wie der deutsche Meister zunächst der gleichen Stufe zugeordnet. Durch zähe Lobbyarbeit haben die Brüsseler Vertreter des Zentralverbandes des Deutschen Handwerks 2007 noch durchsetzen können, dass die zunächst in Stufe zwei eingeordneten Handwerksmeister in die Stufe drei überführt und damit den Absolventen von Fachhochschulen oder Bachelorstudiengängen in anderen EU Mitgliedsländern gleichgestellt werden (Gack, Stuttgarter Zeitung vom 26.9.2007).[3] Problematisch an dem Schema ist, dass hier Input-Kategorien zur Klassifikation herangezogen werden, obwohl es ausdrücklich um die Ausübung bestimmter Tätigkeiten, also Kompetenzen geht. Die deutsche Gesundheits- und

---

[2] Das „Memorandum über Lebenslanges Lernen" der EU ist 2000 erschienen

[3] Hiergegen verwahren sich wiederum die Landesrektorenkonferenz Baden-Württemberg und die Universität Bayern in einer gemeinsamen Stellungnahme vom 28 September 2007 mit der Aussage, Probleme der Einordnung in einen europäischen Qualifikationsrahmen könne man nicht dadurch lösen, dass man einen Meistertitel in einen akademischen Grad umwandele.

Krankenpflegeausbildung wird zur Zeit als gleichwertig mit der jeweiligen nationalen Ausbildung anerkannt. Es müssen jedoch Anstrengungen unternommen werden, diesen Standard zu erhalten (Stöcker 2004).

2.2 ZIELE

Ausgehend davon, dass der Rat und die Kommission der Europäischen Union „zu einer umfassenden Antwort auf die Herausforderungen der Wissensgesellschaft, der Globalisierung und der EU-Eweiterung entschlossen sind" (Rat der Europäischen Union 2002, S. 4), sollen bis zum Jahre 2010 hinsichtlich der allgemeinen und beruflichen Bildung folgende Ziele erreicht werden:

- höchste Qualität im Bereich der allgemeinen und beruflichen Bildung; Europa soll hinsichtlich der Qualität und Bedeutung dieser Systeme als eine „Bezugsgröße mit Weltgeltung" anerkannt werden
- Kompatibilität dieser Systeme in Europa untereinander
- Rechtswirksame Anerkennung der Nachweise über Qualifikationen, Wissen und Fertigkeiten, die an irgendeinem Ort in der EU erworben worden sind für Berufs- und Weiterbildungszwecke überall in der Union
- Zugang zu lebensbegleitenden Bildungsmaßnahmen für die europäischen Bürger jeden Alters
- Aufgeschlossenheit Europas für die Zusammenarbeit zum gegenseitigen Nutzen mit allen anderen Regionen der Welt; Europa soll das bevorzugte Ziel von Studenten, Gelehrten und Forschern aus aller Welt werden (a.a.O., S. 10).

In einem Arbeitsprogramm zur Umsetzung der Ziele der europäischen Bildungssysteme hat der Rat der Europäischen Union drei strategische Ziele hinsichtlich der Systeme der allgemeinen und beruflichen Bildung benannt und diese in 13 Teilziele untergliedert. Die drei strategischen Ziele sind

1. Erhöhung der Qualität und Wirksamkeit der Systeme der allgemeinen und der beruflichen Bildung in der EU

2. leichterer Zugang zu allgemeinen und beruflichen Bildung für alle

3. Öffnung der Systeme der allgemeinen und beruflichen Bildung gegenüber der Welt (a.a.O, S. 4).

In einem detaillierten Arbeitsprogramm wurden dann 13 Teilziele aufgestellt, die sich jeweils einem der drei strategischen Ziele zuordnen lassen. Hierbei geht es im Zusammenhang mit dem strategischen Ziel Nr. 1 („Erhöhung der Qualität und Wirksamkeit der Systeme der allgemeinen und beruflichen Bildung in der EU") im Einzelnen:

- um die Verbesserung der Bildung von Lehrkräften und Ausbildern
- um die Entwicklung von Grundfertigkeiten wie Lesen, Schreiben und Rechnen, Fremdsprachen, Technikverständnis und grundlegenden Kompetenzen in Mathematik und Naturwissenschaften, und um Zugang zu den Informations- und Kommunikationstechnologien für alle
- um die Förderung des Interesses an wissenschaftlichen und technischen Studien für alle
- um die bestmögliche Nutzung der Ressourcen. Es wird davon ausgegangen, dass mehr Investitionen in Bildung erforderlich sind, aber auch, dass die vorhandenen Ressourcen effektiver verteilt und genutzt werden.

Im Zusammenhang mit dem strategischen Ziel 2 („Leichterer Zugang zu allgemeinen und beruflichen Bildung für alle") geht es darum,

- ein offenes Lernumfeld zu schaffen (dies ist die entscheidende Weichenstellung dafür, Menschen, die von einem Teil des Systems zu einem anderen überwechseln müssen, bisherige Leistungen anzuerkennen)
- Lernen attraktiver zu machen
- aktiven Bürgersinn, Chancengleichheit und gesellschaftlicher Zusammenhalt zu fördern

Beim dritten strategischen Ziel („Öffnung der System der allgemeinen und beruflichen Bildung gegenüber der Welt") geht es darum,

- engere Kontakte zur Arbeitswelt und zur Forschung sowie zur Gesellschaft im weiteren Sinne zu fördern, z. B. zwischen Bildungs- und Ausbildungssystemen, Einrichtung von Partnerschaften in verschiedenen Bereichen, Förderung der Rolle der einschlägigen Akteure
- mehr „Unternehmergeist" zu entwickeln
- den Fremdsprachenerwerb zu fördern
- Mobilität und Austausch zu intensivieren
- die europäische Zusammenarbeit zu stärken (a..a.O., S. 33ff.)

Die Kommission hat für alle Teilziele zeitliche Vorgaben für die Anlaufphase gemacht sowie Fortschrittsindikatoren festgesetzt.

2.3 ZENTRALE BEGRIFFE

Zur Umsetzung des Brügge-Kopenhagen-Prozess wurde in der EU die Schaffung einer Reihe von Instrumenten beschlossen: der Europäische und – jeweils auf der nationalen Ebene – nationale Qualifikationsrahmen, das Leistungspunktesystem ECVET sowie der Europass. Zunehmend geraten dabei die außerhalb eines institutionellen Rahmens stattfindenden Lernprozesse in den Blick. Unter dem Begriff Bildung waren bisher in der Regel intendierte Lernprozesse zu verstehen, die im Rahmen organisierter schulischer oder beruflicher Lernprozesse stattfanden. Lernen ist aber nicht identisch mit Bildungsbeteiligung. Mit dem Perspektivenwechsel hin zum lebensbegleitenden Lernen wird der Lernbegriff auf jegliches Lernen ausgeweitet. Sämtliche Aneignungswege von Individuen rücken hierbei ins Zentrum des Interesses (DIPF/DIE/IES 2004, S. 28). Die Validierung von informellen bzw. nichtformalen Lernprozessen spielt eine zunehmende Rolle bei der Bewertung von Kompetenzen.

Im Folgenden soll zunächst auf den Kompetenzbegriff, der den EU-Instrumenten zugrunde liegt sowie auf die Begriffe formales und nicht formales Lernen eingegangen werden, bevor die Instrumente EQR, ECVET und Europass vorgestellt werden.

2.3.1 Der Kompetenzbegriff

Da die Anerkennung von beruflichen Qualifikationen innerhalb der EU durch eine gesonderte Anerkennungsrichtlinie geregelt wird (Fahle/Hanf 2005, S. 2ff.; s.o.), geht es bei den Instrumenten der EU-Kommission nicht um den Vergleich von formalen Bildungsabschlüssen, sondern um die Bewertung von Kompetenzen, den Learning outcomes. Richtete man sich in der deutschen Bildungslandschaft im Zusammenhang mit Qualifikationsnachweisen bisher eher am Income aus, also an vorab in Curricula umschriebenen Theorien und Inhalten, in der beruflichen Ausbildung darüber hinaus auch an zu vermittelnden Fähigkeiten und Fertigkeiten, deren Erwerb am Ende von Ausbildungen oder Ausbildungsabschnitten vom Kandidaten nachzuweisen waren, rücken jetzt die von den Bildungsteilnehmern bzw. Zertifikatsanwärtern erworbenen Kompetenzen in den Mittelpunkt der Aufmerksamkeit. Es geht um die „valide Erfassung der Ergebnisse von Lernprozessen" (Kremer 2007a, S. 3). „Der Qualifikationsrahmen beschreibt nicht, wie, wann, wo und wie lange jemand gelernt hat, sonder das, was jemand kann!" (KWB 2005, S. 6)

Welcher Begriff von Kompetenz liegt diesem Ansatz zugrunde? Ein einheitliches Verständnis kann es hier kaum geben, dazu sind „die Phänomene, auf die der Begriff verweist, zu komplex und die Gebiete, in denen er an Bedeutung gewinnt, zu vielfältig" (Erpenbeck/von Rosenstiel 2003, S. IX). Wichtige Stationen der Begriffsgeschichte sind der Gebrauch durch die römischen Rechtsgelehrten, die ausgehend vom Verb competere (= zusammentreffen, zukommen, zustehen) das Adjektiv competens im Sinne von „zuständig, befugt" nutzten. 1753 tauchte der Begriff in Zedlers Universallexikon mit der heutigen Wortbedeutung auf: „Seit diesem Zeitpunkt sind Kompetenz, Kompetenzstreit und Kompetenzkonflikt mit der Ausdifferenzierung einer modernen, arbeitsteiligen und funktionalen Gesellschaftsorganisation verbunden." (A.a.O., S. X) Verschiedene Wissenschaftsdisziplinen lieferten hier im 20. Jahrhundert wichtige Definitionen, so z. B. die Kommunikationswissenschaft (Chomsky 1965), die Motivations- und die Organisationspsychologie (White 1996, Erpenbeck, v. Rosenstiel 2003a) sowie die Selbstkonzeptforschung (Filipp 1979), die Sozialwissenschaften (Habermas 1985, Oevermann 1973), die Pädagogische Anthropologie (H. Roth).

Die Europäische Kommission legte bei ihrer Definition das Begriffsverständnis der OECD zugrunde, die Kompetenz folgendermaßen beschrieb:

„Kompetenz kann als Befähigung definiert werden, komplexe Anforderungen in einem spezifischen Kontext (unter Nutzung von Kenntnissen, Fertigkeiten und Fähigkeiten) durch eine erfolgreiche Handlung entsprechen zu können. Kompetente Performanz oder effektive Handlung impliziert dabei die Mobilisierung von Wissen, kognitiven und praktischen Fertigkeiten sowie soziale und verhaltensbezogene Komponenten wie Einstellungen, Emotionen, Werte und Motivationen." (Rychen/Salganik 2003, nach: Hanf/Rein 2006, S. 9)

Für den Brügge-Kopenhagen-Prozess wurden Kompetenzdefinitionen von Vertretern verschiedener europäischer Länder eingeholt und schließlich folgende Definition festgelegt:

„**Kompetenzen**: bezeichnet die nachgewiesene Fähigkeit, Kenntnisse, Fertigkeiten sowie persönliche, soziale und methodische Fähigkeiten in Arbeits- oder Lernsituationen und für die berufliche und/oder persönliche Entwicklung zu nutzen. Im Europäischen Qualifikationsrahmen wird Kompetenz im Sinne der Übernahme von Verantwortung und Selbstständigkeit beschrieben" (Europäisches Parlament 2007, EQR, Anhang 1).

In Abgrenzung zu Kompetenz gilt dagegen eine Qualifikation (nach OECD) „...als dann erreicht, wenn eine zuständige Stelle entscheidet, dass der Lernstand einer Person, den im Hinblick auf Kenntnisse, Fertigkeiten und Kompetenzen spezifischen Anforderungen entspricht" (Koch/Westermann 2006, S. 82). Die EU-Kommission bezeichnet Qualifikation als „… das formale Ergebnis eines Beurteilungs- und Validierungsprozesses, bei dem eine dafür zuständige Stelle festgestellt hat, dass die Lernergebnisse einer Person vorgegebenen Standards entsprechen." (Europäisches Parlament 2007, EQR, Anhang 1)

Die Definition von Kompetenz, die im Rahmen der OECD verwendet wird, kommt dem deutschen Verständnis von beruflicher Handlungskompetenz nahe (BIBB 2007, S. 5). So versteht die KMK Handlungskompetenz „… als die Bereitschaft und Fähigkeit des einzelnen, sich in beruflichen, gesellschaftlich und privaten Situationen sachgerecht, durchdacht sowie individuell und sozial verantwortlich zu verhalten." (KMK 2000, S. 9)

2.3.2 Formales und nichtformales Lernen

Mit dem Perspektivenwechsel hin zum lebensbegleitenden Lernen weitet die Europäische Kommission den Lernbegriff auf jegliches Lernen aus. Es sind eine Reihe von Kategorisierungen entstanden, um die vielfältigen organisierten oder zufällig stattfindenden Lernprozesse systematisch zu erfassen. Sehr häufig trifft man dabei auf die Begriffe und Abgrenzungsversuche zwischen formalem und non-formalem Lernen.

Beim formalen Lernen geht es um das Lernen in einem speziellen institutionellen Rahmen mit Curricula und ausgebildeten Lehrpersonen. Es ist Teil des offiziellen Bildungssystems und unterliegt staatlichen Regelungen und Kontrollen. In der Regel werden die Lernvorgänge mit einer formalen Prüfung abgeschlossen.

Nach Sandhaas, der in diesem Zusammenhang eine Einteilung in vier Kategorien vornimmt, ist formelle Bildung (1) charakterisiert durch die Anbindung an Institutionen (Sandhaas 1986). Nichtformelle Bildung (2) dagegen ist bei Sandhaas jedwedes Lernen außerhalb von Schulen, bei dem jedoch sowohl die Informationsquellen als auch der Lernende die bewusste Absicht zur Förderung des Lernprozesses haben. Als informelle Bildung (3) bezeichnet Sandhaas die Bildung, die sich in Situationen vollzieht, in denen nur eine Seite, entweder der Lernende oder die Informationsquelle die bewusste Absicht hat, einen Lernprozess in Gang zu bringen. Unter beiläufiger oder inzidentieller Bildung (4) schließlich versteht er das Lernen, welches sich weder als bewusster Versuch der Informationsquelle noch als bewusster Lernversuch seitens des Lernenden ereignet (a.a.O, S. 400).

Reischmann (Reischmann 1995) geht bei seiner Definition konsequent von der Wahrnehmung der Lernenden aus und sieht vor allem in der Intentionalität des Lernenden das entscheidende Kriterium zur Charakterisierung von Lernprozessen. Reischmann unterscheidet zwischen beabsichtigten und nicht beabsichtigten Lernprozessen. Die beabsichtigten bzw. intentionalen Lernprozesse bezeichnen die Aktivitäten, bei denen die überwiegende Absicht auf den Erwerb von Wissen oder Können oder Verstehen ausgerichtet sind, unabhängig vom Kriterium des fremd- oder selbstorganisierten Lernenden. Demgegenüber stellt er das Lernen „en pessant": Dieses ergibt sich in der Wahrnehmung der handelnden Person nebenbei, was aber weder in der Absicht des Lernenden noch Ziel seines Handelns ist. Die überwiegende Motivation ist nicht auf den Erwerb und das Behalten von Wissen oder Können oder andere Veränderung gerichtet. Reischmann geht außerdem davon aus, dass das sich nebenbei ergebende Lernen die Lebensbiografien von Menschen mehr prägt als organisierte Lehr- und Lernsituationen und möchte deshalb den Begriff „lebenslanges Lernen" um den Begriff des „lebensbreiten Lernens" ergänzen.

Aus ähnlichen Erwägungen führte die Europäische Kommission den Begriff „lebensumfassendes Lernen" ein. „Die lebensumspannende Dimension … macht uns bewusst, dass sinnvolles und vergnügliches Lernen auch in der Familie, in der Freizeit, im Gemeinwesen und bei der täglichen Arbeit stattfindet." (Kommission 2000, S. 10) Sie unterscheidet drei Bereiche des Lernens: formales Lernen wird definiert als eins, das in „… Bildungs- und Ausbildungseinrichtungen statt(findet) und … zu anerkannten Abschlüssen und Qualifikationen (führt)" (a.a.O., S. 9). Nicht formales Lernen findet „außerhalb der Hauptsysteme der allgemeinen und beruflichen Bildung statt und führt nicht unbedingt zum Erwerb eines formale Abschlusses; … (es) kann am Arbeitsplatz und im Rahmen von Aktivitäten der Organisationen und Gruppierungen der Zivilgesellschaft (wie Jugendorganisationen, Gewerkschaften und politischen Parteien) stattfinden. Auch Organisationen oder Dienste, die zur Ergänzung der formalen Systeme eingerichtet wurden, können als Ort nicht-formalen Lernens fungieren (z. B. Kunst-, Musik- und Sportkurse oder private Betreuung durch Tutoren zur Prüfungsvorbereitung)" (ebd., S. 9). „Informelles Lernen hingegen ist die natürliche Begleiterscheinung des täglichen Lebens. Anders als beim formalen und nicht-formalen Lernen handelt es sich beim informellen Lernen nicht notwendigerweise um ein intentionales Lernen, weshalb es auch von den Lernenden selbst unter Umständen nicht als Erweiterung ihres Wissens und ihrer Fähigkeiten wahrgenommen wird" (a.a.O.).

Diese Begriffseinteilung wird häufig kritisiert. Eine grundsätzliche Kritik findet sich bei Rauner: „… gut gemeinte Maßnahmen zur Anerkennung des so genannten non-formellen Lernens (zementieren) den Status quo eher … als sich dem Ziel einer Gleichwertigkeit von beruflicher und allgemeiner Bildung zu nähern" (Rauner 2004, S. 474). Warum? Die Forderung nach einer verbesserten Akkreditierung folgt dem Leitbild, die Gleichwertigkeit zwischen Lernformen herzustellen, indem sie das non-formale Lernen in die Kategorien des so genannten formalen Lernens einordnet. Das ist deshalb nicht angebracht, weil man davon ausgehen muss, dass Lernen im Arbeitsprozess und Lernen z. B. in akademischen oder schulischen Settings in einem komplementären Verhältnis stehen, nicht in einem substitutiven.

Von verschiedenen Seiten wird vor allem die fehlende Trennschärfe zwischen den Begriffen informell und nichtformell hervorgehoben. Das müsste bedacht werden, wenn auf der Grundlage dieser begrifflichen Konstrukte etwa Einordnungen von Kompetenzen auf eine bestimmte Stufe im Bildungswesen vorgenommen werden sollen.

2.4 ZUSAMMENFASSUNG UND KRITIK

Frühere Versuche, zu mehr Harmonisierung und Transparenz im europäischen Bildungsraum zu kommen, waren gescheitert. Die Kommission entschied sich daraufhin für die Methode der Offenen Koordinierung, um ihre ehrgeizigen Ziele, nämlich die Erhöhung der Qualität und Wirksamkeit der Bildungssysteme, die Optimierung des lebenslangen Lernens und die Öffnung der Bildungssysteme gegenüber der Welt zu erreichen. Die Anerkennung von Qualifikationen wird in einer gesonderten Richtlinie festgelegt. Von dieser weitgehend unabhängig ist die Bewertung von Kompetenzen (*learning outcomes*). Der Kompetenzbegriff entspricht weitgehend dem der KMK in Deutschland. Außerdem gilt der Erwerb von Kompetenzen sowohl auf formalen als auch auf nichtformalen Lernwegen als möglich, wobei die weitere Ausdifferenzierung des nicht formalen Lernens Trennschärfe vermissen lässt. Verfahren zur Erfassung des letztgenannten sind in Deutschland weniger weit vorangeschritten als in anderen europäischen Ländern.

Für die Ausbildungsberufe Gesundheits- und (Kinder-)Kranken- und Altenpflege wurde den Kompetenzzielen in den Formulierungen der Ausbildungs- und Prüfungsordnungen von 2003 bzw. 2004 bereits weitgehend Rechnung getragen. Im weniger geregelten Weiterbildungsmarkt ist zu vermuten, dass sich die Situation sehr unterschiedlich darstellt. Im Qualifikationsrahmen für Deutsche Hochschulen finden sich *learning outcomes* in den Kategorien „Wissen und Verstehen" einerseits sowie „Können" anderseits. Die Kategorie „Wissen und Verstehen" beschreibt den fachspezifischen Wissenserwerb; „Können" umfasst die Kompetenzen, die einen Absolventen zum Wissenstransfer befähigen, und außerdem die kommunikativen und sozialen Kompetenzen (HRK/KMK/BMBF 2005, S. 5).

3. INSTRUMENTE DES BRÜGGE-KOPENHAGEN-PROZESSES

3.1 EUROPASS UND PROFILPASS

Für die Erreichung der anvisierten Ziele hat die Europäische Kommission in den letzten Jahren eine Reihe von Instrumenten entwickelt, von denen die wichtigsten im Folgenden vorgestellt werden.

3.1.1 EUROPASS

2004 wurde ein neu gestalteter Europass vom Europäischen Rat und vom Europäischen Parlament beschlossen, der der Mobilität von Auszubildenden, Studierenden und Beschäftigten dienen soll; er wird seit 2006 eingesetzt (Severing 2006, S. 16). Mit Hilfe seines Vorläufers, dem „Europass Berufsbildung", konnten seit 2000 Praxiserfahrungen im europäischen Ausland einheitlich dokumentiert werden. Seine Funktion besteht darin, ein Gesamtbild der Qualifikationen und Kompetenzen einzelner Personen darzustellen und diese im europäischen Kontext vergleichbar zumachen. Seine Nutzung ist freiwillig. Der Europass soll dem Einzelnen helfen,

- die eigenen Fähigkeiten, Kompetenzen und Qualifikationen in klar verständlicher und allgemein nachvollziehbarer Form auszuweisen und zu präsentieren, und zwar europaweit (d.h. in den Mitgliedstaaten der Europäischen Union, den EFTA-/EWR-Staaten und in den Beitrittsländern);
- europaweit mobil zu sein (BMBF 2007).

Dazu dienen die folgenden fünf Transparenzinstrumente (oder -dokumente):

1. der Europass-Lebenslauf
2. der Europass-Sprachenpass
3. die Europass-Zeugniserläuterung
4. der Europass-Diplomzusatz
5. der Europass Mobilitätsnachweis

Der Sprachenpass stellt Sprachkompetenzen dar. Der Europass Mobilität tritt an die Stelle des bisherigen Europass Berufsbildung. Der Europass Diplomzusatz und der Europass Zeugniserläuterung dienen einer besseren Vergleichbarkeit von Abschlüssen aus Studium und Beruf (Severing 2006, S. 16).

Die ersten beiden Dokumente kann sich jede Einzelperson selbst ausfüllen. Die letztgenannten drei werden von „zuständigen Organisationen" ausgefüllt (BIBB

2008). Der Europass ist ein Instrument zur Strukturierung und Erleichterung der Beurteilung von Ergebnissen formalen und nicht-formaler Lernprozesse innerhalb der Europäischen Union (Bretschneider/Hummelsheim 2006, S. 33).

3.1.2 Erfassung und Dokumentation überfachlicher Kompetenzen

Auch unabhängig vom Brügge-Kopenhagen-Prozess hatten jedoch die gesellschaftlichen Veränderungsprozesse zu einer Aufwertung von überfachlichen gegenüber fachlichen Kompetenzen geführt. In diesem Zusammenhang zeigt sich seit einigen Jahren bereits ein Trend zur Erfassung und Dokumentation dieser überfachlichen Kompetenzen. Die Erfassung vollzieht sich u.a. mit Hilfe von Weiterbildungspässen, unter denen Instrumente zur Dokumentation formeller, insbesondere jedoch nicht-formaler und informeller Lernleistungen zu verstehen sind (Erpenbeck/von Rosenstiel 2003 S. XV, Bretschneider/Hummelsheim 2006, S. 29ff.)

In einigen europäischen Ländern ist die Entwicklung dieses Instruments bereits weiter vorangeschritten. So gibt es in Frankreich schon seit Mitte der achtziger Jahre – zunächst freiwillig, später gesetzlich verankert – die Möglichkeit für Arbeitnehmer, eine individuelle Kompetenzbilanzierung in Anspruch zu nehmen. Gleichzeitig erleichterte die Nutzung dieser Instrumente den Zugang zum Hochschulbereich. In Großbritannien hat sich durch die Einführung der *National Vocational Qualification* (NVQ) seit Ende der 80er Jahre des 20. Jahrhunderts ein kompetenzorientiertes und modularisiertes System berufbezogener Qualifikationen etabliert, das als Antwort auf ein stark zersplittertes Berufsbildungssystem gilt. „Jungles of qualifications" wurden durchforstet, die Einführung eines nationalen Qualifikationsrahmens ermöglichte eine Vergleichbarkeit akkreditierter Abschlüsse. Kritiker bemängeln allerdings, dass für den Erwerb eines NVQ nun ein „jungle of documents" zu durchqueren sei (Bretschneider/Hummelsheim 2006, S. 30). In der Schweiz ist die Basis der Anerkennung informeller Lernleistungen ein 2004 In Kraft getretenes neues Berufsbildungsgesetz, das die Möglichkeit einer Gleichwertigkeitsprüfung bietet, welche die Berücksichtigung informell erworbener Kompetenzen beim Erwerb einer Qualifikation erlaubt.

In Deutschland existieren auf diesem Feld bisher im Wesentlichen nur die Externenprüfung auf der Ebene der beruflichen Ausbildung im dualen System oder die Immaturenprüfung im Hochschulbereich. Diese Möglichkeiten betreffen nur die Zulassung zu einer Abschlussprüfung bzw. die Hochschulzulassung. Der Nutzungsgrad ist laut BMBF gering und seit 1995 sogar rückläufig (BMBF 2004, S. 88). Der oben erwähnte Trend zur Erfassung und Dokumentation von überfachlichen Kompetenzen im Sinne einer gesellschaftlichen Anerkennung beschränkt sich in entsprechenden Dokumentationen bisher meist auf die Beschreibung von Tätigkeiten oder die Bestätigung von Teilnahme an Weiterbildungsveranstaltungen. In einer Machbarkeitsstudie der Bund-Länder-Kommission (BLK) „Weiterbildungspass mit Zertifizierung informellen Lernens" wurden derartige Ansätze einer systematischen Analyse unterzogen (DIE/DIPF/IES 2004).

3.1.3 PROFILPASS

Auf Grundlage der Untersuchungsergebnisse dieser von der BLK in Auftrag gegebenen Machbarkeitsstudie wurde ein Weiterbildungspasskonzept empfohlen. Zentrales Ziel ist, individuelle Kompetenzen unabhängig vom Weg des Erwerbs möglichst umfassend sichtbar zu machen, um das Individuum darin zu unterstützen, eigene Stärken zu erkennen, Potenziale zur erschließen und Impulse für weitere Lernaktivitäten im privaten und beruflichen Kontext zu erhalten. In diesem Zusammenhang wurde der Profilpass entwickelt und an einer Reihe von Nutzern getestet. Eine Beschreibung, Darstellung der Funktion, die Gliederung des Instrumentes, der Umgangs damit und Aussagen zur Bewertung finden sich bei Bretschneider/Hummelsheim (2006). Der Profilpass ist ein Instrument der Selbstdiagnose und Selbstreflexion von Individuen, dabei wird informelles Lernen einbezogen. Das Nationale Europass Center ist seit dem 01.01.2007 in der NA beim BIBB angesiedelt. Dort wird im Zuge der Antragsstellung des „Europasses Mobilität" eine Online-Registrierung geführt.

Der Europass dient im Wesentlichen einer möglichst umfassenden Darstellung von vorhandenen Fähigkeiten und Potentialen. Grundsätzliche Kritik und Einwände fanden sich so gut wie nicht in der gesichteten Literatur, es scheint sich um ein weitgehend akzeptiertes Instrument zu handeln. Jedoch sollen in Zukunft die Kategorien der Erfassung und Dokumentation von Qualifikationen und Kompetenzen an die Referenzniveaus und Deskriptoren des EQR (s.u.) angepasst werden und auf Lernergebnissen basieren (Drexel 2005, S. 38).

3.2 QUALIFIKATIONSRAHMEN UND REFERENZNIVEAUS

„Die Umsetzung des Europäischen Qualifikationsrahmens wird ein entscheidender Schritt in Richtung einer Realisierung des Lebenslangen Lernens sein. Er soll Bürgern und Bürgerinnen eine Karriere ohne Sackgassen ermöglichen." (EQR 2006)

3.2.1 DER EUROPÄISCHE QUALIFIKATIONSRAHMEN (EQR)

Ein Europäischer Qualifikationsrahmen (EQR; engl: European Qualifications Framework, EQR) wird von der EU-Kommission als notwendiges Mittel zur Unterstützung lebenslangen Lernens angesehen, um Wege zu einer Qualifikation aufzuzeigen, indem ein Überblick in die komplexen Bildungs-, Ausbildungs- und Weiterbildungssystemen ermöglicht wird: „Abschlüsse sollen zu Anschlüssen werden" (Senatsverwaltung für Integration, Arbeit und Soziales 2007). Darüber hinaus wird die Bezugnahme der nationalen Bildungsrahmen auf den EQR aufgrund einer zunehmenden Mobilität der Arbeitskräfte und Lernenden als wichtig erachtet. Mit einem EQR sollen die Benutzer genau ablesen können, „wie sich die in verschiedene nationale und sektorale Systeme eingebetteten Qualifikationen aufeinander beziehen. Das geschieht durch eine Struktur auf gemeinsamen, auf Lernergebnissen bezogene Referenzniveaus." (Kommission der Europäischen Gemeinschaften 2005, nach: Kremer, H. 2007 b, S. 1). Die Bundesrepublik Deutschland hat sich 2006 für die Schaffung eines Nationalen Bildungsrahmens (NQF oder NQR, wird in Deutschland auch manchmal Deutscher Bildungsrahmen, DQR, genannt) ausgesprochen. Er muss nicht identisch sein mit dem EQR, aber mit diesem kompatibel.

3.2.2 REFERENZNIVEAUS

Im Zentrum der Diskussion steht die Entwicklung des EQR mit acht Referenzniveaus auf europäischer Ebene. Das europäische Parlament hat den EQR am 15.11.2007 verabschiedet. Als Instrument zur Förderung des lebenslangen Lernens umfasst der EQR die allgemeine Bildung und die Erwachsenenbildung, die berufliche Aus- und Weiterbildung sowie die Hochschulbildung. Die acht EQR-Niveaus decken sämtliche Qualifikationen ab, vom Abschluss der Pflichtschule bis hin zu Qualifikationen, die auf der höchsten Stufe akademischer oder beruflicher Aus- und Weiterbildung verliehen werden. Die obersten drei Niveaus orientieren sich eng an den Bologna-Vorgaben (Dublin Descriptors), sie sollen damit zur Durchlässigkeit zwischen Berufsbildung und Hochschulbildung beitragen (Severing 2006, S. 17). Der EQR reicht somit vom Verfügen über grundlegendes Allgemeinwissen und grundlegende Fertigkeiten für die Ausführung einfacher Aufgaben unter direkter Anleitung auf Niveaustufe 1 bis zu Spitzenkenntnissen und Fähigkeiten zur Lösung zentraler Fragestellungen, auch in Wissenschaft und Forschung auf Niveaustufe 8 (siehe Anhang 1). Jeweils in Termini von Lernergebnissen werden Deskriptoren in den Bereichen Kenntnisse, Fertigkeiten und Kompetenzen beschrieben. Die drei Arten von Lernergebnissen schreiten vom niedrigsten bis hin zum höchsten Qualifikationsniveau voran (Piotrowski et al. 2006, S. 6).

Die acht Niveaus sollen als gemeinsame Bezugspunkte „Behörden" dienen, die mit der Anerkennung von Ergebnissen der allgemeinen und beruflichen Bildung und des Lernens befasst sind und insgesamt die Akteure der allgemeinen und beruflichen Bildung unterstützen, damit diese Qualifikationen sowie Lern- und

Unterrichtsangebote einordnen und vergleichen können (Europäische Kommission 2005, S. 5), wobei der Begriff „Behörde" in Deutschland als wenig glücklich empfunden wird. Hier sollte laut BMBF eher eine terminologisch neutrale Formulierung gewählt werden, z. B. „zuständige Institution" (BMBF 2007, S. 5).

Der EQR soll alle Qualifikationen auf allen Ebenen abdecken, und zwar sowohl akademische als auch berufliche, wobei die vier höchsten Referenzniveaus dem Qualifikationsrahmen für Hochschulen entsprechen. Ergänzt wird der EQR durch gemeinsam vereinbarte Prinzipien wie z. B. die Anerkennung von Kompetenzen, die durch non-formales Lernen erworben wurden, Qualitätssicherung der Bildung und der Verfahren für die Anerkennung von Qualifikationen sowie Information und Beratung für Individuen, Bildungsanbieter und Organisationen der Arbeitswelt bei Nutzung des EQR (Stalder 2006, S. 59).

Weitere in diesem Zusammenhang zu entwickelnde Instrumente sind neben dem bereits erwähnten Qualifikationsrahmen auf nationaler Ebene (NQR)

- der berufsfeldbezogene Referenzrahmen der Qualifikationen, bei dem es sich um die branchenspezifischen oder sektoriellen Rahmen handelt (SQR),

- der bereits erwähnte Europapass, der die individuelle Darstellung von Qualifikationen ermöglicht,

- ECVET. Hierbei handelt es sich um ein Kreditpunkte-Transfer-System, das vom hochschulischen ECTS abweicht und das die Akkumulation und die Portabilität von Teilqualifikationen ermöglichen soll.

Der EQR sieht vor, dass die Mitgliedstaaten ihre nationalen Qualifikationssysteme bis 2010 an den EQR koppeln und bis 2012 alle neuen Qualifikationsnachweise mit einem klaren Verweis auf das zutreffende Niveau des EQR versehen. Die meisten Mitgliedstaaten entwickeln derzeit einen Nationalen Qualifikationsrahmen (NQR) oder haben ihn bereits seit einigen Jahren implementiert. Die Kommission unterstützt diesen Prozess durch die Finanzierung von Projekten, in denen Gruppen von Ländern und Sektoren zusammengeführt werden, die die Umsetzung des EQR testen. Am 29. Januar 2008 haben das Europäische Parlament und der Rat eine offizielle Empfehlung zur Einrichtung des Europäischen Qualifikationsrahmens für lebenslanges Lernen ausgesprochen (Europäische Union 2008).

3.2.3 Der nationale Qualifikationsrahmen in Deutschland (NQR)

Über die Transparenzfunktion eines EQR hinaus soll die Zuordnung von Qualifikationen, Abschlüssen und Kompetenzen zu Niveaustufen Aufgabe der Mitgliedstaaten bleiben. Beim nationalen Qualifikationsrahmen handelt es sich um ein Instrument für die Klassifizierung von Qualifikationen anhand eines Kriteriensatzes zur Bestimmung des jeweils erreichten Lernniveaus; Ziel ist die Integration und Koordination nationaler Teilsysteme von Qualifikationen und die Verbesserung der Transparenz, des Zugangs, des aufeinander Aufbauens und der Qualität von Qualifikationen im Hinblick auf den Arbeitsmarkt und die Zivilgesellschaft (Europäisches Parlament 2007, EQR, Anhang 1). In Deutschland wurde der Prozess der Entwicklung eines Nationalen Qualifikationsrahmens (NQR) Ende 2005 eingeleitet. Am 15.11.2005 hatte das BMBF gemeinsam mit der KMK in seiner Stellungnahme zum ersten Entwurf eines EQR der Europäischen Kommission mitgeteilt, dass Deutschland beabsichtige, ein nationales Rahmenwerk für die berufliche und die allgemeine Bildung zu entwickeln (BMBF/KMK 2005). Am 14.12.2005 sprach sich auch der Hauptausschuss des Bundesinstituts für Berufsbildung (BIBB) in seiner Stellungnahme zum Kommissionsentwurf für die Entwicklung eines bildungsbereichsübergreifenden Qualifikationsrahmens in Deutschland aus.

Inzwischen wurden zwei Arbeitsgruppen eingerichtet, welche die Entwicklung eines Deutschen Qualifikationsrahmens (DQR) voranbringen sollen: Eine gemeinsame Arbeitsgruppe von Bund und Ländern, der jeweils fünf Vertreterinnen und Vertreter der KMK bzw. des BMBF angehören, diese Arbeitsgruppe bezieht die für die Erarbeitung und Implementierung des DQR relevanten Akteure aus den Bildungsbereichen sowie Sozialpartner in ihre Arbeit ein und stimmt sich mit den Fachministerkonferenzen der Länder und den Ressorts des Bundes ab. In der zweiten Arbeitsgruppe, die beim Hauptausschuss des BIBB angesiedelt ist, werden Vorschläge zur Gestaltung des DQR aus Sicht der Berufsbildung erarbeitet. Diese Arbeitsgruppe ist ebenfalls paritätisch mit Vertreterinnen und Vertretern von Arbeitnehmern, Arbeitgebern, Ländern und Bund besetzt.

Im Januar 2007 haben Bund und Länder mit der Erarbeitung eines deutschen Qualifikationsrahmens begonnen. Bis 2009 sollen alle Partnerländer ihre nationalen Qualifikationssysteme an den Europäischen Qualifikationsrahmen koppeln. Der NQR soll sich nicht auf die Abbildung von Wissen und Bildungsabschlüssen beschränken, sondern sich an Kompetenzen und beruflichen Handlungsfähigkeiten ausrichten. Die Qualifikationen sollen dabei als Lernergebnisse klassifiziert werden, die sich Niveaus von Tätigkeitsanforderungen und Kompetenzen unabhängig von Bildungsabschlüssen zuordnen lassen. Dabei wird ein NQR als ein Instrument verstanden, mit dessen Hilfe vergleichende Aussagen zu Lernergebnissen getroffen werden können, die auf verschiedenen Wegen erzielt werden. Er soll sowohl für das Bildungssystem als auch für das Beschäftigungssystem und für Einzelpersonen von Nutzen sein.

3.2.4 Der sektorielle Qualifikationsrahmen (SQR)

Der Begriff Sektor bezeichnet eine Zusammenfassung beruflicher Tätigkeiten auf der Basis ihrer wichtigsten Wirtschaftsfunktion, ihres wichtigsten Produkts, ihrer wichtigsten Dienstleistung oder ihrer wichtigsten Technik (Europäisches Parlament 2007, EQR, Anhang 1). Bisher wurden die verschiedenen Sektor-Dialoge auf europäischer Ebene nach Zielen, Grundsätzen und Kriterien gestaltet, die von den dortigen Akteuren selbst gesetzt waren. Das BIBB geht davon aus, dass mit einer Orientierung am EQR auch eine Übersetzbarkeit von Sektorqualifikationen in nationale Qualifikationen und Qualifikationsrahmen gegeben sein wird (BIBB 2007, S. 4). Für deutsche Hochschulabschlüsse haben HRK, KMK und BMBF 2005 einen Qualifikationsrahmen erarbeitet, den die KMK 2005 beschlossen hat (HRK/KMK/BMBF 2005). Im Feld der sozialen Berufe hat 2006 als erster der Fachbereichstag Soziale Arbeit einen Qualifikationsrahmen Soziale Arbeit verabschiedet (Bartosch/Maile/Speth 2006). Was die Pflegeberufe angeht, so ist die Diskussion zu einem sektoriellen Qualifikationsrahmen in Ländern wie Österreich und der Schweiz weiter vorangeschritten als in Deutschland (Ludwig/Schäfer 2005).

3.2.5 Kompetenzdimensionen, Niveaus und Deskriptoren

Mit Hilfe von Deskriptoren wie Kenntnisse, Fertigkeiten und Kompetenzen werden die Lernergebnisse für jedes einzelne Referenzniveau im Qualifikationsrahmen beschrieben, wobei Kompetenz im Sinne der Übernahme von Verantwortung und Selbständigkeit definiert ist (Meyer 2006, S. 2). Dieser Rahmen soll dazu dienen, die in den verschiedenen europäischen Ländern erwerbbaren Bildungsabschlüsse zueinander in Beziehung zu setzen (Stalder 2006, S. 59). Auf jeder der acht Stufen des EQR ist für jede Kategorie beschrieben, auf welchem Grad der Komplexität, Spezialisierung und Verantwortung eine Zuordnung erfolgen soll. Die dort skizzierten Lernergebnisse werden vom niedrigsten bis zum höchsten Kompetenzniveau immer anspruchsvoller und komplexer. So dient der EQR als Metarahmen für ein Leseraster zur Einordnung von Kompetenzen (Meyer, a.a.O.).

Generell gibt es keine absolut trennscharfen Abgrenzungen zwischen den verschiedenen Kompetenzdimensionen. Breite Anerkennung hat inzwischen die Untergliederung von Kompetenz in fachliche, methodische, soziale und personale Kompetenzdimensionen gefunden. Das BIBB schlägt deshalb vor, diese in einem NQR zu übernehmen. Danach sollten Kenntnisse (kognitiv) und Fertigkeiten (funktional) unter fachlicher Kompetenz zusammengefasst werden. In wie weit Kompetenzdimensionen weiter zu untergliedern bzw. zu konkretisieren sind, gilt es hiernach in einer Erprobungsphase auszuloten (BIBB 2007, S. 5f.).

Die Konstruktion von Niveaustufen beruht auf Setzungen der daran Beteiligten.

Dabei sind Zahl und Zuschnitt von Niveaus auch in Abhängigkeit von den heterogenen Arbeitsmärkten (z. B. in Sektoren und Branchen) zu bestimmen. Die Anzahl der Niveaus könnte durch die Verwendung von qualitativen Kriterien zur Beschreibung von Handlungssituationen wie z. B. Komplexität, Intransparenz, Vernetzung, Dynamik abgeleitet werden. Diese qualitativen Kriterien stammen aus einem Vorschlag des Kuratoriums der deutschen Wirtschaft für Berufsbildung (KWB), der einen eigenen sechsstufigen Referenzrahmen entwickelt hat. Es ist davon auszugehen, dass eine Beschreibung bzw. Erfassung umso einfacher ist, je weniger Niveaus vorhanden sind. Jedoch ergeben sich hieraus tendenziell Unklarheiten und Spielräume bei der Zuordnung von Qualifikationen. Je mehr Niveaus, desto adäquater ist zwar die Zuordnung, desto schwieriger ist aber auch eine klar differenzierende Beschreibung. Die Zahl der Niveaus hängt auch davon ab, ob auch nicht- und vorberufliche Qualifikationen einzubeziehen sind. Schließlich ist auch zu beachten, dass nicht für alle Kompetenzdimensionen die gleiche Anzahl von Niveaus definiert sein muss.

Eindeutig ist der Bedarf an einer klaren Ausformulierung der Unterschiede zwischen den Niveaus. Zu klären ist, inwieweit der Zuschnitt der Niveaus entlang von Berufen, Berufsfeldern und Sektoren erfolgen kann. Dabei sollte es keine Prädominanz für bestimmte (z. B. kognitive bzw. akademische) Lernergebnisse geben. Um eine nachvollziehbare Zuordnung zu ermöglichen, sollten die Deskriptoren in den verschiedenen Dimensionen jeweils einer einheitlichen Diktion folgen. Damit würde erreicht, dass eine stimmige qualitative Beschreibung der Niveausteigerung zwischen einzelnen Stufen geleistet wird. Es ist darauf zu achten, dass die Deskriptoren über die Dimensionen und Niveaus hinweg vertikal und horizontal komplementär zueinander formuliert werden. Jedoch sollte die Entwicklung von Deskriptoren im Abgleich mit den zukünftigen Rahmenrichtlinien zur Formulierung von Kenntnissen, Fertigkeiten und Fähigkeiten in Ausbildungsordnungen und Rahmenlehrplänen nach Kompetenzen erfolgen. Eine Abbildung der Endqualifikation von Aus- und Fortbildungsprofilen als Lernergebnisbündel, welches die berufliche Handlungsfähigkeit in einem NQR beschreibt, erscheint grundsätzlich möglich. Eine Einzelzuordnung von Lernergebnissen aus Teilqualifikationen, die integriert vermittelt und an unterschiedlichen Lernorten erworben werden, ist noch im Detail zu klären, da diese in Verknüpfung miteinander, im Zusammenwirken von Theorie und Praxis über einen bestimmten Zeitraum erworben werden. Dabei stellen sich nachfolgende Fragen:

- Wie erfolgt die Gewichtung, wenn eine Qualifikation über Niveaus streut?

- Haben alle Dimensionen das gleiche Gewicht?

- Was ergibt den Ausschlag für die Zuordnung zu einem Niveau?

Darüber hinaus sind in diesem Zusammenhang vor allem noch folgende Fragen zu klären:

- Welche Standards sind für kompetenzorientierte Qualifikationen und die Zertifizierung non-formal und informell erworbener Lernergebnisse maßgeblich?
- Welche Prüfungsmethoden und -verfahren sollen zukünftig angewendet werden?
- Wer ermittelt die Kompetenzen, wie werden sie beschrieben, wer stellt die Äquivalenzen als Voraussetzung für Verfahren zur Anerkennung bzw. Anrechnung von erworbenen Kompetenzen fest? Welch praktikable Verfahren werden hier im Einzelnen angewendet?
- Nach welchen Kriterien werden Anerkennungen und Anrechnungen vorgenommen?
- Welche Konsequenzen ergeben sich für die Qualitätssicherung?

(BIBB 2007)

Neben der Beantwortung der für Konstruktion eines NQR wesentlichen Fragen stellen sich weitere Aufgaben, die für die Akzeptanz und das Funktionieren eines NQF von Bedeutung sind.

- Forschungs- und Entwicklungsarbeiten zur Identifikation und Klassifikation von Anforderungssituationen. Zur Präzisierung der Deskriptoren könnten sektorspezifische und -übergreifende Beispiele einzelner Qualifikationen bzw. Qualifikationsgruppen herangezogen werden.
- Entwicklung von Methoden zur Anerkennung von durch berufliche Erfahrung erworbenen informellen Kompetenzen.
- Entwicklung von Qualitätsstandards für gebräuchliche Kompetenzmessverfahren und Beurteilungsraster (z. B. betriebliche Personalbewertungsverfahren) und Etablierung von entsprechenden Monitoring- und Evaluationsverfahren.
- Entwicklung von rechtlich abgesicherten Verfahren zur Belegung von Kompetenzen mit Leistungspunkten in Bezug auf formale Abschlüsse und andere Bildungsmaßnahmen. Als Anknüpfungspunkte bieten sich hier Modellversuche des geplanten BMBF-Programms zur Zertifizierung beruflicher Kompetenzen nach nationalen Standards und nach ECVET an.

Für die Pflegeberufe ist die problematische Situation entstanden, dass sie an den Arbeiten an einem europäischen Qualifikationsrahmen nicht beteiligt sind mit der Begründung, der Beruf sei reglementiert. Deshalb sind sie auch von den Arbeiten an einem deutschen Qualifikationsrahmen ausgeschlossen. Diese Argumentation kann sich jedoch nur darauf beziehen, dass der Qualifikationsrahmen ein Instrument sein soll, welches der Mobilität innerhalb der EU dient. Geht es aber auch wie oben dargestellt um das „lebenslange Lernen" in der Europäischen Gemeinschaft, um offene Zu- und Übergänge im Bildungssystem und die Förderung des Qualifikations- und Kompetenzerwerbs, erscheint es fragwürdig, irgendeine Berufsgruppe, etwa die der Pflege, von diesen Arbeiten auszuschließen.

3.2.6 LEISTUNGSPUNKTESYSTEME

Bereits weit vorangeschritten ist seit 1998 die Einführung von gestuften Studiengängen und damit im Hochschulbereich das European Credit Transfer System (ECTS): Es wurde entwickelt, um sicherzustellen, dass Studierendenleistungen an Hochschulen des Europäischen Hochschulraumes vergleichbar und bei Hochschulwechsel auch anrechenbar sind. Es werden mittels Leistungsnachweisen Punkte, Creditpoints, erworben. Inzwischen sollen diese nicht nur zum Transfer von Studienleistungen genutzt werden, sondern auch zur Akkumulation (European Credit Transfer and Accumulation System). Für einen durchschnittlichen Lernaufwand von 25 bis 30 Stunden erhält ein Studierender hiernach einen Kreditpunkt. Für einen Bachelorabschluss sind mindestens 180 Kreditpunkte und für einen Masterabschluss noch einmal 90 bis 120 Kreditpunkte erforderlich. Jede Hochschule entscheidet in diesem System selber, welche Kreditpunkte sie in welchem Umfang auf ein bestimmtes Studienprogramm anrechnet. Für die allgemeine gegenseitige Anrechenbarkeit erweist sich jedoch als nicht förderlich, dass den Studiengängen unterschiedliche Leistungspunktesysteme und Bemessungsarten zugrunde liegen. Abhilfe könne hier die Anwendung des auf europäischer Ebene weiterentwickelten ECTS schaffen. In den neunziger Jahren im Rahmen europäischer Bildungsprogramme ursprünglich als quantitatives System entwickelt, berücksichtigt es nunmehr qualitative Elemente wie *learning outcomes*, *workloads* und *levels*.

Es war zunächst geplant, das ECTS System auf die Berufsbildung zu übertragen. In der Kopenhagener Erklärung wurde dann dazu angeregt, zu untersuchen wie Transparenz, Vergleichbarkeit, Transferabilität und Anerkennung beruflicher Kompetenzen explizit durch die Einführung eines Kreditpunktesystems für die berufliche Bildung gefördert werden könnte. 2002 wurde dann in Barcelona die Entwicklung eines dem ECTS vergleichbaren Systems für die Berufsbildung beschlossen, das ECVET. Die Anwendung dieses Punktesystems braucht einen Rahmen zur Bewertung. Deshalb wurde 2004 in Maastricht von der EU-Kommission, den europäischen Sozialpartnern und den Berufsbildungsministern die Entwicklung eines Europäischen Qualifikationsrahmens beschlossen (Meyer, S. 2). Zeitlich gesehen lag also die Entscheidung der Kommission für die Schaffung eines ECVET vor der für einen EQR. Langfristig will die EU-Kommission beide Systeme, ECTS und ECVET, zusammenführen.

Wegen der Bedeutung dieses neuen Leistungspunktesystems für die Verzahnung von Erstausbildung, Weiterbildung und Studium wird dem ECVET ein eigenes Kapitel (Kapitel 4) gewidmet.

3.3 Zusammenfassung und Kritik

Auch wenn die durch die EU eingeleiteten Prozesse nur den Charakter von Empfehlungen haben sollen, können sie erheblich die nationalen Bildungssysteme beeinflussen (KWB 2005, S. 2). Die auffallend rasche Umsetzung des Bologna-Prozesses in Deutschland hat dies bereits gezeigt. Ein NQR könnte die Durchlässigkeit zwischen dem berufsbildenden und dem hochschulischen Bildungsbereich beschleunigen (BIBB 2007, S. 4). Während der Bologna Prozess in Deutschland in vollem Gange ist und dabei innerhalb weniger Jahre die deutsche Hochschullandschaft in einem Tempo reformiert hat, welches in der Geschichte der föderalen Bundesrepublik bisher nicht denkbar erschien, sind die Auswirkungen von Entwicklungen, die durch den Kopenhagenprozess angestoßen werden, bisher weniger sichtbar. Der Vorschlag der Europäischen Kommission zur Einführung eines Europäischen Qualifikationsrahmens hat zwar eine Diskussion darüber hervorgerufen, wie sich dieses Instrument auf das deutsche Berufsbildungssystem auswirken könnte. Jedoch wurde diese Diskussion lange Zeit auf bildungspolitischer Ebenen seitens des BIBB und zwischen den Vertretern der Arbeitgeberverbände und der Gewerkschaften geführt. Sehr viel zurückhaltender zeigte sich bisher die berufs- und wirtschaftspädagogische Forschung (Meyer 2006, S. 2).

Einige Experten sehen für das deutsche Bildungssystem durch den Brügge-Kopenhagenprozess deutliche Chancen. So könnten durch die europäische Berufsbildungspolitik nationale Blockaden, die durch berufsständische Verregelungen zu mangelhafter Transparenz und Durchlässigkeit geführt haben, aufgebrochen werden. Der EQR besäße auch Potenzial, Impulse für die Durchlässigkeit dieser Bereiche zu setzen. Voraussetzung dafür sei allerdings, dass sich die Akteure in der Berufsbildungspolitik aktiv an der Ausgestaltung eines nationalen Qualifikationsrahmens beteiligen. Wenn dieser auf dem Prinzip der Beruflichkeit beruht und die Vorzüge des dualen Systems der Erstausbildung aufnimmt wie das z. B. mit der Implementierung des IT- Weiterbildungssystems bereits gelungen ist, dann wären den Gefahren, die gerade in Deutschland von Berufsbildungsexperten für das berufsbildende System gesehen werden, durchaus Grenzen gesetzt (Meyer 2006, S. 7). Allerdings findet der derzeitige Vorschlag zur Gestaltung des EQR ohne ausreichende Entwicklungsphase in Deutschland keine ausreichende Akzeptanz; zu groß sind die Befürchtungen, er könnte unerwünschte nationale Systemveränderungen nach sich ziehen.

Folgende Aspekte des achtstufigen europäischen Qualifikationsrahmens werden als problematisch angesehen:

Unklarheiten gibt es in Bezug darauf, ob in den Referenzniveaus Bildungsgänge einzustufen sind oder ob es nicht vielmehr darum geht, Kompetenzen sichtbar und transparent zu machen. Einerseits ist es der EU ein besonderes Anliegen, dass im EQR auch informell erworbene Kompetenzen sichtbar gemacht werden (siehe Abschnitt 2.3.2, „Formale und nichtformale Kompetenzen"). Andererseits weisen DGB-Vertreter (Ehrke 2006) ausdrücklich darauf hin, dass es nicht darum geht, einzelne Bildungsteilnehmer in einem sektoralen Qualifikationsrahmen einzustufen, sondern ausschließlich die Bildungsgänge. Eine sich darauf beziehende Feststellung, wie sich unterschiedliche Abschlüsse eines nationalen Bildungssystems zueinander verhalten, bleibt nationalen/sektoralen Instanzen vorbehalten. Nur wenn der EQR keine expliziten Bezüge zu Abschlüssen herstellt, wird es möglich werden, die gegenwärtig als unangemessen angesehenen Einordnungen von beruflichen Abschlüssen in europäische Systematiken (z. B. europäische Anerkennungsrichtlinien) zu korrigieren (Meyer 2006, S. 9).

Speziell zu den Niveaus 6, 7 und 8 gibt es auch die Forderung, dass diese im Wege einer hochwertigen Berufsausbildung und Berufserfahrung erreichbar sein müssten. Weiterhin scheint das Verhältnis von Kenntnissen, Fertigkeiten und Kompetenzen nicht ausreichend geklärt. Es ist fraglich, inwieweit Kompetenzen auch das Ergebnis geringer dimensionierter Lerneinheiten sein könnten.

Der EQR zielt auf das so genannte Outcome von Lernprozessen und auf das Gewichten dieser Outcomes nach Kreditpunkten. Dies sind die Voraussetzungen dafür, die berufliche Bildung als ein modularisiertes Zertifizierungssystem in einen Dienstleistungssektor umzuwandeln. So jedenfalls sieht es beispielsweise das GATS Abkommen (siehe Glossar) vor. Die Fragen der Gestaltung und Evaluation beruflicher Bildungsgänge und Bildungsprozesse spielen dann keine oder eine untergeordnete Rolle. Das große bildungs- und wettbewerbspolitische Interesse am Konzept der Kompetenz hat hier, in einem nach Outcomes regulierten Qualifizierungsmarkt seinen Ursprung (Rauner 2006, S. 5).

Rauner merkt an, dass die Umsetzung eines Qualifikationsrahmens in den Unternehmen zu mehr statt weniger Hierarchie als bisher führt. Moderne wettbewerbsfähige Unternehmen brauchen aber Enthierarchisierung statt Hierarchisierung. Auch die Einführung der *units*, also zertifizierbarer Teile einer Qualifikation, würde insofern flache Entscheidungshierarchien und Führung erschweren, während die bisherige dreijährige Berufsausbildung gerade flache Führungs- und Entscheidungshierarchien möglich machte – sie stiftet berufliche Identität und bildet damit die Grundlage für berufliches Engagement und Qualitätsbewusstsein (Rauner 2005).

Darüber hinaus vertritt Rauner die These, dass man mit Deskriptoren überhaupt keine Kompetenzniveaus konstruieren kann (Rauner 2006, S. 4) und sagt das Scheitern des EQR voraus. Nach seiner Auffassung lassen sich berufliche Kompetenzen nicht sortieren, auch nicht mit anderen eindimensionalen Skalen. Folgendes Beispiel wird angeführt: Auf dem 7. EQR-Referenzniveau muss man z. B. über wissenschaftliches Spezialwissen verfügen. Dies mag für die eine oder andere Profession zutreffen, z. B. für einen hochspezialisierten Entwicklungsingenieur. Es trifft aber zum Beispiel nicht zu für einen Wirtschaftsingenieur, der als

Produktionsleiter für ein Montagewerk zuständig ist. Letzterer muss sich neben technischen Fragen vor allem mit betriebswirtschaftlichen und Personalentwicklungsproblemen beschäftigen. Über wissenschaftliches Spezialwissen jedenfalls braucht er nicht zu verfügen (Rauner, a.a.O.). Nach dem EQR müssten außerdem für so unterschiedliche Berufe wie einem Steinmetz, einer Zahnarzthelferin und einem Industriekaufmann dieselben Deskriptoren gelten.

Ein zentraler Kritikpunkt besteht darin, dass das Instrument des EQR weder theoretisch fundiert noch empirisch abgesichert ist, besonders was die Zahl der Ebenen, die Deskriptoren und das zugrunde liegende Kompetenzverständnis angeht. Der EQR ist in Arbeitsgruppensitzungen mit nationalen Experten erarbeitet worden. Es darf angezweifelt werden, ob die Kompetenzen und Qualifikationen, die die historisch und kulturell gewachsenen nationalen Systeme hervorbringen, angemessen abgebildet werden können (Meyer, S. 3). Nach Severing unterliegt die europäische Berufsbildungspolitik offensichtlich einem „Ideal der Planbarkeit", das sich schwerlich durchsetzen lässt. Die Berufbildungspolitik verfügt kaum über direkte Durchsetzungsmöglichkeiten in der Bildungspraxis. In der beruflichen Bildung agieren im Wesentlichen nicht staatliche Einrichtungen, die durch Gesetze und Verordnungen gesteuert werden können, sondern viele Akteure: Kammern, Innungen, Sozialpartner, Bildungsträger und die Unternehmen. Ob strukturbildende Vorgaben wirksam sind, hängt davon ab, ob sie auf tatsächlichen Bedarf in der Berufsbildungspraxis treffen (Severing 2006, S. 18).

Weitere gemeinsam auf EQR und ECVET bezogene Kritikpunkte folgen im Anschluss an das Kapitel 4, da die Systeme EQR und ECVET im Zusammenhang gesehen werden müssen.

Obwohl die Pflegeberufe zur Zeit von der EQR- und in Deutschland von der NQR-Erstellung ausgeschlossen sind, können die damit im Zusammenhang stehenden Diskussionen von erheblicher Bedeutung sein in Bezug auf das Lebenslange Lernen und die Anrechenbarkeit von Lernleistungen innerhalb des deutschen Bildungssystems. „Die Festlegung einer Qualifikationsstruktur, die alle Bildungsstufen im Bereich Pflege und Betreuung einschließt, ist zentral. Eine Qualifikationsstruktur ist ein Referenzrahmen, der sich an den Anforderungen der Arbeitswelt bzw. des zu leistende Pflege- und Betreuungsauftrags, an den Tendenzen des Berufsfeldes, der Wissenschaft und bildungstheoretischen Grundsätzen orientiert. Ein Qualifikationsrahmen ist zentral für die Entwicklung von Curricula, Lehrmittel und Lernmaterialien, sowie die Zusammenarbeit von Pflege- und Betreuungsteams." (Ludwig/Schäfer 2005)

4. Das Leistungspunktesystem ECVET

ECVET (European Credit Transfer System for Vocationale Education and Training) wird hier aus Gründen der Darstellbarkeit in einem gesonderten Abschnitt behandelt, obwohl es eng mit dem EQR verbunden ist. Es gilt als problematisch, dass es seitens der Kommission getrennte Konsultationsvorgänge zu EQR und ECVET gab. Ursprünglich war geplant, sowohl den ECVET-Konsultationsprozess als auch den zum EQR im Zeitraum vom Juli bis Dezeber 2005 stattfinden zu lassen. Doch gab es Differenzen zwischen der Kommission und der zuständigen ECVET-Arbeitsgruppe (TAG). Letztere hatte ein Dokument zu ECVET ausgearbeitet: die Kommission präsentierte jedoch im Juni 2005 überraschend ein neues Schriftstück, welches u.a. die sofortige Etablierung des Kreditpunktesystems und den gleichzeitigen Einbezug des Hochschulsystems vorsah. Die TAG war jedoch zu dem Schluss gekommen, ECVET erst mittelfristig und nach einer Probephase einzusetzen und zunächst auf den Bereich der beruflichen Bildung zu beschränken. Daraufhin lehnten sowohl die TAG als auch weitere Kritiker aus Ministerien und Sozialpartnerkreisen das Kommissionsdokument ab. Die Europäische Kommission zog ihr Papier zurück. Es wurde dann zunächst der Konsultationsprozess zum EQR abgewartet und es kam zur zeitlichen Verzögerung im ECVET-Prozeß (Kunze 2007, S. 4).

Die Maastricht-Erklärung von 2004 sah die Entwicklung eines EQR in Verknüpfung mit einem European Credit Transfersystem für den Bereich der beruflichen Bildung vor: es sollte bei den Entwicklungsarbeiten für einen NQR geklärt werden, wie die Vergabe von Leistungspunkten für zu definierende Abschnitte von integrierten beruflichen Bildungsgängen unter Beibehaltung des Berufsprinzips erfolgen kann. Die Entwicklung und Einführung eines Leistungspunktesystems über die Bildungsbereiche und nationalen Grenzen hinweg wäre ein weiterer konkreter Schritt, dem Ziel der Gleichwertigkeit von beruflicher und allgemeiner Bildung und damit der Durchlässigkeit zwischen den Bildungsbereichen mit neuer Qualität näher zu kommen. Die Frage der Kompatibilität eines berufsbildungsbezogenen Leistungspunktesystems mit dem derzeit für den europäischen Hochschulbereich entwickelten qualitativen ECTS II ist dabei jedoch noch völlig ungeklärt (BIBB 2007, S. 5f.).

4.1 Ziele des ECVET

Mit dem geplanten europäischen Leistungspunktesystem für die Berufsbildung (ECVET) soll ein Instrument geschaffen werden, das die Übertragung, Validierung und Anerkennung von Lernergebnissen erleichtert. Die Lernergebnisse sollen anhand eines einheitlichen Kreditpunktesystems bewertet und dadurch zu den entsprechenden Niveaustufen des Europäischen Qualifikationsrahmens zugeordnet werden können. Der EQR bildet somit das Fundament für ECVET, indem er die erforderlichen Dimensionen und Niveaus von Lernergebnissen als Bezugsgrößen anbietet. Die wichtigsten Ziele von ECVET bestehen in der Förderung der transnationalen Mobilität: einmal zwischen den Bildungssystemen der EU-Mitgliedstaaten (horizontale Durchlässigkeit) und zum anderen innerhalb eines nationalen Bildungssystems (vertikale Durchlässigkeit).

In die Diskussion um das ECVET ist die Entwicklung eines Instruments zur Bewertung von beruflichen Kompetenzen eingeschlossen – ein wesentlicher Unterschied zur Diskussion im hochschulischen Bereich. Nicht die Anforderungen an einen Abschluss stehen im Mittelpunkt der Betrachtung, sondern der Fokus wird auf vorhandene berufliche Kompetenzen bzw. Kompetenzbündel (*learning outcomes*, Lern-/Arbeitsergebnisse) gerichtet, also das, wozu eine Person befähigt sein soll (Soll Zustand) bzw. was sie tatsächlich kann (Ist Zustand) (Mucke 2006, S. 7).

4.2 Aufbau

ECVET umfasst im Wesentlichen zwei Komponenten: zum einen werden die Qualifikationen in Form von Kenntnissen, Fähigkeiten und Kompetenzen beschrieben, die in Einheiten (*units*) untergliedert sind, wobei eine Einheit ein fester Bestandteil einer bestimmten Qualifikation oder gemeinsamer Bestandteil mehrerer Qualifikationen sein kann. Die Kenntnisse, Fähigkeiten und Kompetenzen, die eine Einheit ausmachen, liegen der Beurteilung und Validierung der Lernergebnisse zugrunde. Jede Einheit kann getrennt validiert und zuerkannt werden. Zum anderen werden den Qualifikationen und Einheiten Leistungspunkte zugeordnet, entsprechend deren relativen Gewichtung. Die Leistungspunkte sollen europaweit einsetzbar sein.

Im ECVET werden die Kreditpunkte nicht nach Lernaufwand, sondern nach den erreichten Qualifikationen vergeben. Es können somit auch Punkte für Kompetenzen, die in der beruflichen Praxis am Arbeitsplatz außerhalb formalen Lernens (non-formale Kompetenzen) oder sogar in außerberuflichen Lebenszusammenhängen (informelle Kompetenzen) erworben wurden, vergeben werden. Hierbei geht es nicht um die Durchlässigkeit von einer Bildungsstufe oder einem Qualifikationsniveau zum nächsten, sondern dies System soll ermöglichen, innerhalb einer Qualifikationsstufe an verschiedenen Orten und bei unterschiedlichen Bildungsanbietern Kreditpunkte zu erwerben, sie zu akkumulieren und sich so den Zugang zu einem abschließenden Qualifikationsverfahren zu erarbeiten. Wegen des föderalen Systems und der Vielfalt von Bildungsanbietern gerade in der Fort- und Weiterbildung dürften diese Beschlüsse in Deutschland von erheblicher Auswirkung sein.

Es gibt mehre Methoden zur Beschreibung von Qualifikationen anhand von Lernergebnissen. Sobald ECVET angenommen sein wird, will die Europäische Kommission die Verbreitung der besten sowie die Entwicklung neuer Methoden unterstützen (Kommission der Europäischen Gemeinschaften 2006a, S. 13).

4.3 Vergabe von ECVET-Creditpoints

Ohne qualitative und rechtliche Absicherung können Leistungspunkte nicht von den beteiligten Akteuren vergeben werden, jedes EU-Land muss auf geeigneter Ebene über die Anwendungsbedingungen und die notwendigen rechtlichen Bestimmungen entscheiden (Europäische Kommission, 2005, S. 7). Hierzu gehören dann nationale, lokale oder branchenspezifische Regelungen sowie Vorschriften zur Bewertung, Anerkennung, Zertifizierung und Qualitätssicherung. Ohne formale Qualitätskontrollen ist die Vergabe von Leistungspunkten unzulässig. Europaweit wurden in den letzten Jahren verschiedene Verfahren der Kompetenzerhebung entwickelt und diskutiert (Fietz/Junge 2007, S. 22 f).

4.4 Diskussionsverlauf und aktueller Stand

Im Verlauf des Diskussionsprozesses gab es in der Vergangenheit hinsichtlich der Transfer- und Akkumulationsfunktion von ECVET verschiedene Standpunkte. Zeitweise (ca. 2003) wurde eine Alternative diskutiert, die nur mit der Transferfunktion von ECVET kompatibel war: die Möglichkeit, in einem Land mit anspruchsvolleren Qualifikationen und Bildungsgängen wie Deutschland nur eine curriculare Untergliederung ganzheitlicher Qualifikationen und Bildungsgänge in Qualifikationspartikel und Ausbildungsabschnitte vorzunehmen. Auf dieser Grundlage sollte dann jeder einzelnen unit eine bestimmte Punktzahl zugewiesen werden. Diese Zuweisung wäre nur im Falle eines Übertritts in ein anderes Bildungssystem oder -segment praktisch relevant geworden.

Es hat sich aber eine andere Alternative durchgesetzt: ein vollständiger Bildungsgang soll nun einer bestimmten Zahl von Kreditpunkten entsprechen. Diese Punktzahl soll sich aus der Summe der Kreditpunkte ergeben, die den einzelnen *units* zugeteilt werden. Hierbei werden *units* immer einzeln erworben, einzeln zertifiziert und einzeln bepunktet. Damit würden die *units* zur neuen Basiseinheit von Qualifikationserwerb, Zertifizierung und Bewertung und träten in dieser Beziehung an die Stelle von komplexen Qualifikationen. Eine solche Fragmentierung wäre zu umgehen gewesen bei ausschließlicher Zuweisung der Transferfunktion des Kreditpunktesystems. Sie ist jedoch nicht zu vermeiden, wenn das EQR/ECVET-System auch ein Akkumulationssystem sein soll (Drexel 2005,

S. 46f.). Allerdings haben sich nicht nur alle maßgeblichen Akteure des deutschen Bildungswesens für die Erhaltung des Berufskonzepts ausgesprochen, sondern das BMBF hat in seiner Stellungnahme zum ECVET ausdrücklich betont, dass die Anwendung von ECVET systemkonform erfolgen soll und sich die Inhalte der *units* an den nationalen Ausbildungsordnungen und Curricula orientieren müssen (BMBF/KMK 2007, S. 4).

Zwischen Anfang November 2006 und Ende März 2007 gab es auf europäische Ebene den wie oben erwähnt verspäteten Konsultationsprozess, seit dessen Beendigung nun die Stellungnahmen zahlreicher Einrichtungen aus ganz Europa zum ECVET-Arbeitsdokument vorliegen. Der Vorschlag der Europäischen Kommission für eine Empfehlung des Europäischen Parlaments und des Rates zur Einrichtung eines Europäischen Kreditpunktesystems für die Berufsbildung, in welchen die Ergebnisse des Konsultationsprozesses einfließen, soll im Frühjahr 2008 vorgelegt werden. Im zweiten Halbjahr 2008 sollen dann die politischen Abstimmungen abgeschlossen werden. Der offizielle Beschluss zu ECVET im EU-Bildungsministerrat ist für 2009 geplant (ReferNet 2007).

In Deutschland finden derzeit verschiedene Maßnahmen und Projekte zur Entwicklung und Erprobung eines Leistungspunktesystems in der beruflichen Bildung statt. Ein Beispiel hierfür ist die Pilotinitiative „Entwicklung LPS (Leistungspunktesystem berufliche Bildung)" des BMBF. In mehreren Pilotprojekten (Laufzeit 2007-2010) soll die Struktur eines Leistungspunktesystems auf der Basis des bestehenden Bildungssystems einschließlich nationaler Besonderheiten (duales System, Berufskonzept etc.) – unter Berücksichtigung der auf europäischer Ebene diskutierten Rahmenbedingungen und Eckpunkte – entwickelt und erprobt werden (ReferNet 2007).

Für die Umsetzung eines Leistungspunktesystems sind nach Auffassung von Mucke vorrangig folgende Themenfelder zu bearbeiten:

- Entwickeln und Testen geeigneter Instrumente und Verfahren für die Ermittlung von Kompetenzen/Kompetenzbündeln (*learning outcomes*), deren qualitative Bewertung (Deskriptoren/levels, EQR, NQF) und die Ermittlung von Leistungspunkten (ECVET/ECTS)

- Entwickeln von Äquivalenzverfahren für gegenseitige Anrechnungen, Klären von Fragen einer vertrauensvollen Kooperation und Vernetzung zwischen abgebenden und aufnehmenden Institutionen/Bildungsbereichen

- Weiterentwickeln von Aus- und Weiterbildungs- sowie Prüfungsverordnungen, Ausrichten auf Lernergebnisse

- Modifizieren der Prüfungspraxis (Prüfungsformen; Aus- und Weiterbildung von Prüfungsmitgliedern) zur Sicherstellung einer Outcome-Orientierung

- Dokumentieren der Kompetenzen/Kompetenzbündel und deren Bewertung (Niveau und Leistungspunkte) innerhalb der Bildungsangebote (Datenbanken) und zwischen ihnen sowie für den Einzelnen (z. B. Umsetzung und Weiterentwicklung des Europasses).

- Klären von Fragen einer Akkreditierung von beruflichen und hochschulischen Kompetenzen (Kompetenzbündeln) sowie der dazu benötigten Kriterien

(Mucke 2006, S. 10)

Nach Mucke könnte die angestrebte gegenseitige Anrechnung von Kompetenzen/Kompetenzbündeln möglich werden, wenn es gelingt, für diese Themenfelder Antworten und Lösungsvorschläge zu finden, die sowohl im berufsbildenden als auch im hochschulischen Bildungsbereich implementierbar sind. Das verfolgte Ziel, die Durchlässigkeit zwischen dem beruflichen und dem hochschulischen Bildungsbereich bzw. deren flexible Verzahnung und die Übergänge zu befördern, könnte damit in einer bislang nicht erreichten Qualität verwirklicht werden (Mucke 2006, S. 10).

4.5 Diskussion und Kritik

Von verschiedenen Seiten werden im Zusammenhang mit dem EQR und ECVET immer wieder Befürchtungen benannt. Diese beziehen sich zum einen auf die Gefahr einer systematischen Unterbewertung der deutschen Berufsabschlüsse bzw. der dualen Berufsausbildung dadurch, dass deren Spezifikum, die berufspraktische Ausbildung in Betrieben, im Vergleich zu anderen Bildungssystemen in den bisherigen internationalen Vergleichsverfahren nicht ausreichend gewürdigt wird. Zum anderen wird durch die „Atomisierung" der beruflichen Qualifikation durch zunehmende Modularisierung nach angelsächsischem Vorbild die Gefahr einer weiteren Aushöhlung der Ganzheitlichkeit von beruflicher Bildung gesehen. Damit droht die potenzielle Zerstörung des erfolgreichen Modells der deutschen Berufsausbildung. Hierauf wird im Kapitel 5 „Modularisierung der Berufsbildung" im Anschluss an dieses Kapitel gesondert eingegangen.

In Deutschland besteht in Bezug auf einen Qualifikationsrahmen eine sehr hohe Umsetzungsproblematik, weil hier traditionell im Bildungswesen ein besonders input- und institutionenorientierter Ansatz verfolgt wird. Darüber hinaus ist nicht absehbar, welche langfristigen Folgen für die nationalen Berufsbildungssysteme durch die Implementierung entstehen werden. Rauner befürchtet, das die deutsche Berufsausbildung nach britischem Vorbild umgebaut wird (Rauner 2005), wobei dort die aktuelle Entwicklung einen vorläufigen Höhepunkt in der „McDonaldisierung" der Hochschulzulassung gefunden habe: im Rahmen einer Versuchsphase wurden 2008 drei Unternehmen, u.a. die Burgerkette McDonald mit dem Recht ausgestattet, entsprechende Kurse mit staatlich anerkannten Abschlusszeugnissen abzuhalten (Nonnenmacher 2008). Mit diesem Experiment würde das Staatsmonopol für Schulabschlusszeugnisse endgültig aufgeben, was für die stakeholder im deutschen Bildungswesen sicherlich einen höchst gewöhnungsbedürftigen Modernisierungsschritt darstellt. Zum Problem, ob die mit dem Brügge-Kopenhagenprozess verbundene Modularisierung des Bildungswesens das Berufsprinzip aushöhlt, siehe Kapitel 5.

Drexel unterstellt, dass die Branche der Bildungsanbieter und Zertifizierungsunternehmen verdeckt gefördert werden soll (Drexel 2005, S. 73ff.) Das in Deutschland bisher eher vorherrschende Paradigma, Bildung als Bürgerrecht zu sehen, würde im Zuge der Liberalisierung der Bildungsmärkte abgelöst werden durch die Sichtweise von Bildung als Investition.

Es gibt Befürchtungen mangelnder Transparenz durch eine komplizierte und undurchsichtige Bestimmung der zu beschreibenden Lernleistungen in einer kompetenzorientierten Bewertung; die Deskriptoren müssen daher sehr sorgfältig ausgewählt werden, zugleich aber auch valide und einfach zu handhaben sein, da dies sonst zu einer Überforderung der in der Berufsbildung Verantwortlichen führen kann (Klein/Kühnlein 2007).

In die Definitionen der ECVET-Niveaus können ganz verschiedene Bewertungskriterien eingehen: z. B. Dauer und Art der Ausbildung, Ziele und Ergebnisse der Ausbildung, die erforderlichen Kompetenzen, um bestimmte Tätigkeiten ausüben zu können, die Position einer Qualifikation in der Berufshierarchie und die Einordnung von bestehenden Niveaus aufgrund von Entsprechungsnachweisen. Nach Severing ist dies Folge des Versuchs, möglichst viele auf nationaler Ebene etablierte Bewertungsverfahren hier integrieren zu wollen. Diese Verschiedenheit führt leider dazu, dass gleiche Berufsqualifikationen als Kompetenzen ganz unterschiedlichen Niveaus zugeordnet werden können. Die Entwicklung von ECVET setzt insofern einen europäischen Konsens zu Überprüfungsverfahren erworbener Kompetenzen und zur Qualitätssicherung des Systems voraus (Severing 2006, S. 17)

Darüber hinaus gibt es Klärungsbedarf, wie genau die Erfassung der Qualifikationen und Kompetenzen in informellen Lern- und Arbeitsprozessen erfolgen soll, welche Bemessungsgrundlagen für die Zuweisung der Leistungspunkte im einzelnen gelten, wer was bewertet und wie z. B. Prüfungen im Verhältnis zu der Bewertung informell erworbener Kompetenzen gewichtet werden sollen. Auch besteht Unklarheit darüber, was *units* in deutschen Berufsbildern sein sollen und ob etwa eine Gesamtzahl von Kreditpunkten für eine vollständige Qualifikation erreicht werden soll oder ob eine Summierung der Punke für die einzelnen Einheiten eines Ausbildungsganges möglich sein soll (Meyer 2006, S. 4).

Abgesehen von den bereits erwähnten Inkompatibilitäten zum hochschulischen ECTS wird auch von verschiedenen Seiten bemängelt, dass nach bisherigen Vorstellungen der Erwerb von 120 Creditpunkten pro Jahr in der Berufsausbildung und 60 im Hochschulbereich möglich sein soll (BMBF/KMK 2007, S. 5).

Ochsenbein konstatiert einen Widerspruch zwischen den Bemühungen der EU um mehr qualitative Ziele in allen bildungspolitischen Aktionsfeldern und dem technokratisch/quantitativen Ansatz des ECVET. Ein Abbruch des Projekts erscheint angesichts der investierten Mittel jedoch nicht realistisch. Ochsenbein schlägt deshalb eine Akzentverschiebung zugunsten der qualitativen Dimension vor und fordert, dass das quantitative Element der Kreditpunkte und die damit verbundene Gliederung der Ausbildungen in Lerneinheiten angesichts der zahlreichen ungeklärten Methodenprobleme zur Feststellung von Gleichwertigkeit aufgegeben wird und die qualitativen Elemente in den Mittelpunkt gestellt werden (Ochsenbein 2007, S12). Er schlägt alternativ die Schaffung eines breit angelegten, internetgestützten „Europäischen Informationssystems Berufsbildung" vor. Es müsste eine Datenbank mit einem einheitlichem Datenraster aufgebaut werden, das strukturierte Informationen über qualitative Aspekte der europäischen Berufsprofile und Ausbildungen (Inhalte, Anforderungen und Kontext) zur Verfügung stellen würde. Die Daten müssten von den Ländern ständig aktualisiert werden. Die bei CEDEFOP bereits erarbeiteten Grundlagen könnten dafür genutzt werden. Das Informationssystem müsste so gestaltet sein, dass es sowohl den Informationsbedürfnissen der Unternehmen und der migrierenden Personen dient, Transparenz in den Entwicklungen der nationalen Berufsbildungen herstellt, den besseren Informationsaustausch zwischen nationalen Zulassungs- und Zertifizierungsinstanzen erleichtert und durch Informationsaustausch Innovationen in der europäischen Berufsbildung befördert. Als Name für diese vorgeschlagene Einrichtung schlägt er EIVET (European Information System für Vocational Education in Training) statt ECVET vor.

Ochsenbein merkt weiterhin an, dass der Nachweis persönlicher, sozialer und methodischer Fähigkeiten in Arbeits- oder Lernsituationen voraussetzt, dass in allen Tätigkeitsbereichen konkrete typische Arbeitssituationen ermittelt werden, die im betreffenden Berufsfeld als Teilqualifikation Anerkennung finden und die auch dem angestrebten EQR-Niveau entsprechen (Ochsenbein 2006, S. 9).

Diesem Thema haben sich Becker et al. (2007) ausführlicher zugewandt. Sie sind der Meinung, dass es sinnvoller, ist Kompetenzen und deren Entwicklung auf der Basis empirisch untersuchter Berufstätigkeiten bzw. Arbeitsprozesse zu ermitteln. Sie halten berufliche Anforderungen über verschiedene Länder hinweg eher für vergleichbar als die national geprägten Bildungsgänge. Obwohl sie prinzipiell auch die Vergleichbarkeit unterschiedlicher nationaler beruflicher Anforderungsprofile anzweifeln, halten sie jedoch die Versuche dazu für vielversprechender als die Bemühungen, die Vergleichbarkeit über die Bildungssysteme herzustellen. Sie entwickelten eine Alternative, die sich am Dreyfus'schen Kompetenzentwicklungsmodell orientiert, das in den Pflegeberufen vor allem über die Arbeiten von Patricia Benner (Benner 1994) bekannt geworden ist. Ihr Ziel: es sollen Kompetenzen einzelner Personen in Ausbildung auf verschiedenen Entwicklungsniveaus (empirisch) sowie die in einer Ausbildung zu erwerbenden Kompetenzen (normativ) so beschrieben werden, dass es auch im Rahmen internationaler Verständigung zu keinen groben Fehleinschätzungen kommt. Dabei beziehen sie das Dreyfus´sche Konzept der „besonnenen Rationalität" ein, welches besagt, dass ein Experte in der Regel nicht Spezialist für alle Aufgaben seines Fachgebietes und Expertise somit eine relative Größe ist. Das Modell von Dreyfus über genau fünf Stufen von Kompetenzniveaus, die mindestens zu durchlaufen sind, lehnen sie jedoch ab, es könnten in der beruflichen Realität mehr oder weniger sein.

> „Vielmehr existiert in der Praxis ein Kontinuum an unterschiedlichen Kompetenzansprüchen, die stets mit einer Aufgabenstellung verbunden sind. Teile einer solchen Aufgabenstellung lassen sich sicherlich definitorisch herauslesen; entsprechend formale Einstufungen solcher Teile führen aber zur Isolation von Teilkompetenzen, aus denen der Anwendungszusammenhang nicht mehr erkenntlich wird. Dies ist das Grundproblem der Kompetenzbeschreibungen des europäischen Qualifikationsrahmens EQF." (Becker/Spöttl, 2006, S. 119)

Becker et al. (Becker et al. 2007, S. 20) schlagen eine Kompetenzmatrix vor, in der Kompetenzansprüche (horizontal) verschiedener Kompetenzbereiche (vertikal) anhand von wesentlichen arbeitsprozessbezogenen Aufgaben beschrieben werden. Eine solche Matrix wurde in Österreich bereits für den Beruf des Mechatronikers entwickelt (Becker et al. 2007, S. 20). Hier gibt es noch Entwicklungsbedarf, aber insgesamt schätzen die Autoren den Aufwand für die Erstellung und laufende Revision einer solchen Matrix als geringer ein als den, der gegenwärtig für die Certificate Supplements erforderlich sei.

Ob solche diskussionswürdigen Vorschläge angesichts des vorgelegten Tempos der Umsetzung der EU-Instrumente überhaupt noch Beachtung finden werden, muss bezweifelt werden. Rauner konstatiert für den Kopenhagen-Prozesse ein auffällig geringes Echo und als Parallele zum Bologna-Prozess im Hochschulbereich die relative Sprachlosigkeit der Betroffenen: „Hier wie da wird ein Reformprojekt großer oder sogar größter Reichweite reduziert auf die Dimension seiner administrativen Operationalisierung." (Rauner 2004, S. 464)

Trotz aller Mängel und Ungeklärtheiten sind sich jedoch sowohl was den EQR als auch was ECVET angeht, alle Akteure weitgehend darüber einig, dass die Entwicklungen nicht rückgängig zu machen sind. Das BMBF hat im März 2007 eine Ausschreibung für einen Dienstleistungsauftrag bekannt gegeben, in dem es um die Entwicklung eines Leistungspunktsystems in der beruflichen Bildung geht. Durch beispielhafte Erprobungen soll das ECVET unter Einbeziehung nationaler Besonderheiten vor dem Hintergrund europäischer Rahmenbedingungen und Eckpunkte entwickelt und getestet werden. Es wird hier tatsächlich eine mehrjährige Probephase geben (Kunze 2007, S. 6).

Was die Pflegeberufe in Deutschland angeht, so lässt sich in den spärlichen Veröffentlichungen ein eher affirmativer Umgang mit dem Thema feststellen. Möglicherweise ist hier mit dem „Weg über Europa" die Hoffnung verbunden, dass mit ihm dem deutschen Sonderweg des Pflegebildungssystems ein Ende bereitet werden könnte. Die Möglichkeit für die Anrechnung von Ausbildungsleistungen aus der beruflichen Erstausbildung für weiterführende Bildungsgänge, z. B. für ein weiterführendes Studium ist darüber hinaus sicher für viele Berufsangehörige von großer Attraktivität.

„Mahnend anzumerken ist, dass das politisch zuständige Bundesministerium für Bildung und Forschung (BMBF) über seine sehr aktive Interessenslage hinsichtlich des dualen Berufsbildungssystems hinaus auch die Sonderwege der pflegeberuflichen Bildung einzubinden hat. Der deutschen Pflegebildung wird ansonsten der Anschluss an einen zweiten europäischen Standard verwehrt, die für Deutschland professionell unabdingbare strukturelle Verankerung von beruflicher Aus- und Weiterbildung und hochschulischer Qualifizierung misslingt und die derzeitige berufliche Ausbildung und die primär qualifizierende Ausbildung im Hochschulbereich führen zur Zweiklassen-Bildung." (Stöcker 2005, S. 8) Jedoch sind die Vorgaben des outputorientierten Europäischen Qualifikationsrahmens zurzeit nicht kompatibel mit den EU Berufsrichtlinien für die reglementierten Berufe (Stöcker 2007).

Der Deutsche Bildungsrat für Pflegeberufe hat nach eigenen Angaben die Eckwerte seines 2007 veröffentlichten Bildungskonzepts bereits auf die Hauptmerkmale eines künftigen Europäischen Qualifikationsrahmens ausgerichtet, wobei jedoch ausdrücklich betont wird, dass z. B. das dort beschriebene neue Berufsbild „Assistentin Pflege", das eine zweijährige Ausbildung fordert und einen Hauptschulabschluss voraussetzt, zwar zum Zugang in die pflegeprofessionelle Ausbildung berechtigt, jedoch „ohne Anspruch auf Verkürzung dieser Ausbildung" (DBR 2007, S. 42). Es ist jedoch fraglich, ob über das Konzept der Erfassung von non-formal und informell erworbenen Kompetenzen bei gleichzeitiger Modularisierung der Ausbildung hier nicht doch früher oder später Wege der Ausbildungsverkürzung gebahnt werden (müssen). Da vielfach eine Gefährdung des Berufskonzepts durch modularisierte Ausbildungsgänge gesehen wird, soll hierauf im folgenden Kapitel 5 eingegangen werden.

5. MODULARISIERUNG UND BERUFSKONZEPT IM DEUTSCHEN BERUFSBILDENDEN SYSTEM

Die Frage nach der Modularisierung der Berufsbildung ist eine zentrale Frage, die zahlreichen Akteuren im Berufsbildungssystem entscheidend dafür ist, ob das weltweit anerkannt hohe Niveau der deutschen Berufsausbildung im Zuge des Brügge-Kopenhagenprozesses erhalten bleiben kann. Ausdrücklich sei hier angemerkt, dass es in der Diskussion nicht um hochschulische modularisierte Curricula geht oder um das Modulsystem in der Fort- und Weiterbildung. Im hochschulischen Bereich ist die Modularisierung im Bologna Prozess mit der Einführung der gestuften Studiengänge bereits weitgehend vollzogen worden, im Bereich der Fort- und Weiterbildung gibt es hierzu kaum Widerstand. In der beruflichen Erstausbildung jedoch genießen modularisierte Curricula den Ruf, mittel- bis langfristig das Niveau der Berufsbildung entscheidend abzusenken. Warum?

5.1 DER BEGRIFF MODULARISIERUNG

Was ist unter „Modularisierung" zu verstehen? Der Begriff hat seinen Ursprung im lateinischen Substantiv „modulus", einer Verkleinerung von „modus", bedeutete zunächst Maß oder Maßstab und spielte eine Rolle vor allem in der Baukunst der römischen Antike: Dort wurde er für ein Maß relativer Größe verwendet, z. B. „für die Bestimmung der Dimensionen einer Säule (Stärke am Fuß in Abhängigkeit von dessen Höhe und Traglast)" (van Cleve/Kell 1996, S. 15). Der Architekt Le Corbusier hat im 20. Jahrhundert ein modulares Konstruktionssystem entwickelt, das erstmalig im serienmäßigen Hausbau verwendet wurde. Der Begriff Modul im Sinne eines standardisierten Bauteils stammt also aus der Architektur (Hortsch/Bünning, a.a.O.). Wesentliche Eigenschaften der modularen Bauweise sind Standardisierung, Vergleichbarkeit und folglich Austauschbarkeit. Dieses wurde auf den Kontext der Organisation in Bildungszusammenhängen übertragen.

In bildungstheoretischen Zusammenhängen wurde in Deutschland in den vergangenen Jahrzehnten die Möglichkeit, technische Systeme in soziale bzw. pädagogische Zusammenhänge zu übertragen, vielfach sehr kritisch gesehen (vgl. z. B. Luhmann/Schorr 1982). So ist es nicht verwunderlich, dass modulare Ansätze zur Gestaltung von Programmen der beruflichen Aus- und Weiterbildung ihren Ursprung in den USA haben. Solche Ansätze wurden schon 1862 von Charles Allen für die Ausbildung in der industriellen Produktion genutzt: Das Gesamtziel der Ausbildung wurde in kleine Bestandteile zerlegt, so genannte units, welche in diesem Zusammenhang als Module bezeichnet werden können. Sie lassen sich zwischen unterschiedlichen Ausbildungen transferieren, weil sie standardisiert sind. Ein Konsens für eine Definition wurde bisher jedoch nicht gefunden. Nach Hortsch/Bünning (a.a.O.) weichen Modulauffassungen stark voneinander ab (a.a.O, S. 719); letztlich werde nun jegliche Sequenz eines Kurses als „Modul" bezeichnet, was erheblich zum inflationären Gebrauch des Modulbegriffes beigetragen habe.

Im universitären Bereich wurden Module erstmals 1869 in Harvard eingeführt mit dem Ziel, den Studierenden Wahlmöglichkeiten zu lassen. In England fand das Modulprinzip in der gewerblichen Berufsausbildung ab etwa den sechziger Jahren des 20. Jahrhunderts Anwendung. Im englischen Sprachraum haben modulare Bildungsgänge vor allem deshalb Tradition, weil das Paradigma der beruflichen Bildung verkürzt mit „Job" bezeichnet werden kann (a.a.O., S. 720): Dieses „Training on the job" ist nicht vergleichbar mit dem Paradigma der deutschen Berufsausbildung und dem ihm innewohnenden Berufskonzept.

Etwa seit den neunziger Jahren des 20. Jahrhunderts wird der Modulbegriff auch in Deutschland diskutiert. In einer wichtigen Veröffentlichung von Reuling (1996) hebt dieser als zentrales Merkmal hervor, dass das entscheidende Kriterium, das modulare von traditionell strukturierten Ausbildungsgängen unterscheidet, die Endbeurteilung der Leistung nach Abschluss eines Moduls ist (Reuling 1996, S. 49, in: Hortsch/Bünning, a.a.O, S. 721). Eine Moduldefinition von Malek lautete 1998:

> „Ein Modul wird (…) als eine selbständige, in sich abgeschlossene (Aus- bzw. Weiter-) Bildungseinheit verstanden, die eine bestimmte Größe aufweist und über einen voraussetzungs- und lernzieldefinierten Eingang, sowie über einen kontrollier- bzw. zertifizierbaren Ausgang verfügt. Diese Module sind durch die Lernenden frei oder eingeschränkt wähl- und kombinierbar und führen (meist) über sogenannte Credit-Accumulation-Systeme zu flexiblen Qualifikationen (ohne Abschlussprüfungen) auf unterschiedlichem Niveau, die damit individuellen Voraussetzungen und gesellschaftlichen Forderungen besser anpassbar sind." (Malek 1998, S. 123)

Es herrscht in Deutschland weitgehend Einigkeit darüber, dass Module als selbstständige in sich abgeschlossene Abschnitte eines Bildungsganges zu sehen sind. Hinsichtlich der Anwendungsmöglichkeiten und Zielstellungen innerhalb der beruflichen Bildung gibt es jedoch große Unterschiede. Hortsch/Bünning stellen fest, dass es 3 Grundvarianten gegenwärtiger Moduldefinitionen gibt:

1. Module als in sich abgeschlossene und abprüfbare zeitlich kurze Qualifikationsteile oder -bündel

2. Module als zertifizierbare Qualifikationen, die immer Teil eines Ganzen sind und eine Abschlussprüfung der zuständigen Stellen und Kammern nicht ersetzen. Das Berufskonzept wird nicht in Frage gestellt, sondern eine Modu-

larisierung wird an den festgelegten Berufsbildpositionen und Ausbildungsrahmenplänen ausgerichtet. Nach Komplettierung aller Module wird ein Abschluss in einem anerkannten Beruf vergeben. Diese Variante könnte man als „Modularisierung im Rahmen des Berufskonzeptes" (Kloas, 1997, S. 12) bezeichnen.

3. Es gibt auch die Variante, den Modulen über das bisher gesagte hinaus eine didaktische Dimension zuzuweisen: Inhalte von Ausbildungsrahmenplänen werden in curriculare Teilziele gegliedert, die durch projektbezogene Ausbildungsmethoden und Blockunterricht über einen gewissen Zeitabschnitt erreicht werden können. Den Ausbildern wird Spielraum bei der Gestaltung der Ausbildung eingeräumt (van Cleve 1995, S. 13, nach: Hortsch/Bünning, a.a.O., S. 723).

5.2 Potentielle Auswirkungen der Modularisierung im berufsbildenden System

Bei der Auflistung denkbarer positiver Effekte, die eine Modularisierung der Berufsbildung nach sich ziehen kann, ist wohl der am häufigsten erwähnte die Flexibilisierung: Schnelle und flexiblere Berücksichtigung von Anforderungsveränderungen der Wirtschaft, flexibleres Eingehen auf unterschiedliche Anforderungen der beruflichen Praxis, aber auch ein flexibleres Eingehen auf unterschiedliche Voraussetzungen der Lernenden verschiedener Zielgruppen, individuellere Möglichkeiten der Gestaltung des Lernens, auch eine verbesserte Möglichkeit, auf Behindertengruppen oder lernschwache Jugendliche einzugehen – dies alles wird der Modularisierung in der beruflichen Ausbildung zugeschrieben. Auch wird eine bessere Verbindung von Aus- und Weiterbildung gesehen, indem beispielsweise lernstarke Auszubildende bereits Weiterbildungsmodule besuchen können. Außerdem gilt als Vorteil, dass die Fächersystematik aufgehoben wird, weil Module sich an realen Tätigkeitsfeldern orientieren. In der Weiterbildung kann eine Modularisierung auch eine Standardisierung nach sich ziehen, was zu mehr Transparenz und Vergleichbarkeit führt.

Einige negative befürchtete Effekte wurden bereits erwähnt: Unterbewertung der deutschen Abschlüsse, Aushöhlen der Ganzheitlichkeit, mangelnde Transparenz bei der Beschreibung von Lernleistungen (Meyer 2006, s.o.). Eine Darstellung möglicher weiterer negativer Effekte findet sich vor allem im Drexel-Gutachten (Drexel 2005, S. 79ff.): Es ist eines der wenigen Dokumente, das nicht nur eine sehr kritische Auseinandersetzung mit der Thematik enthält, sondern in dem auch die Szenarien durchdacht werden, die sich einstellen können, wenn das duale System der Berufsausbildung in Deutschland verschwindet. Trotz des erklärten Willens der Hauptakteure in der deutschen Berufsbildung, das duale

System zu erhalten, schätzt die Autorin diese Möglichkeit auf Dauer sehr gering ein: Das duale System würde mittelfristig abgelöst durch einen Markt für Module und Zertifizierungen. Intransparenz und Bürokratie würden zunehmen. Die Menschen würden dadurch nicht mehr, sondern weniger Bildung erhalten und ihre Qualifikation schlechter verwerten können (a.a.O., Vorwort). Die Brügge-Kopenhagen-Strategie sei gerade deshalb entwickelt worden, um letztlich doch zu einem einheitlichen Bildungssystem zu kommen, ungeachtet nationaler Besonderheiten und Stärken, was durch die vorher eingeschlagenen Strategien der Kommission nicht möglich war (s.o.). Drexel beschreibt drei Szenarien, die sich entwickeln können:

Szenario 1: Das duale System wird außer kraft gesetzt, Deutschland beteiligt sich an der Etablierung des EQR/ECVET Systems und etabliert die dafür erforderlichen rechtlichen, institutionellen und finanziellen Rahmenbedingungen.

Szenario 2: Das duale System wird so erhalten wie es ist und überhaupt keine Modularisierung von Erstausbildungen eingeführt. Diese Variante scheidet praktisch aus, da sich die Bundesregierung für die Schaffung eines Nationalen Qualifikationsrahmens entschieden hat, der nach heutigem Diskussionsstand praktisch keine andere Variante als die Modularisierung zulässt, da sonst Äquivalenzbestimmungen und Anrechnungen nicht möglich sind.

Szenario 3: Es wird auf Koexistenz der beiden Systeme, duales System und EQR/ECVET gesetzt. Drexel ist der Ansicht, dass sowohl bei hoher als auch bei geringer Akzeptanz das duale System ausblutet. Denn selbst wenn das ECVET/EQR-System auf geringe Akzeptanz stößt, würde es sich doch zunehmend zu Lasten des dualen Systems durchsetzen, weil

- sich z. B. mehr und mehr Betriebe aus der Ausbildungsverantwortung zurückziehen und stattdessen lieber Arbeitskräfte mit validierten und zertifizierten Bündeln von *units* rekrutieren, die irgendwo erworben wurden. Dazu gehört auch die vermehrte Anwerbung von Arbeitskräften aus dem europäischen Ausland, denen dann z. B. eine kurze Ergänzungsqualifizierung ermöglicht wird. Solche Szenarien sind denkbar, bereits heute bildet nur jeder vierte Betrieb selbst aus

- die Ausbildung zum Facharbeiter bzw. Fachangestellten aufgegeben würde zu Gunsten einer Qualifikationsvermittlung, die auf diejenigen *units* beschränkt ist, die für einen unmittelbar absehbaren Bedarf notwendig sind

- auch die Jugendlichen sich umorientieren können: ein Teil wird möglicherweise auf das neue System setzen, insbesondere auf eine Individualisierung ihres Bildungsweges mit beliebiger Kombination von beruflichen Schulen, betrieblichen Praktika oder Anlernprozessen, Lehrgängen etc. – und auf die Akkumulation von *units* und Kreditpunkten in der Perspektive, diese „irgendwann später" zu einem breiten Profil zu erweitern. Das Creditpoint-Akkumulationsverhalten lässt sich teilweise bereits bei den Studierenden der gestuften Studiengänge beobachten. Das Bildungsniveau der Jahrgänge, die auf den Arbeitsmarkt drängen, wird dadurch insgesamt zwangsläufig sinken und Problemfälle wie z. B. Schulabbrecher werden gar nicht mehr in der Statistik erscheinen: auch ein Ein-Euro-Job könnte z. b. als unit angerechnet werden – der Gesetzgeber verlangt, dass mit dem Ein-Euro-Job eine gewisse Qualifizierung des Arbeitslosen verbunden sein muss (Futterer 2007, S. 2).

Die Frankfurter Allgemeine Zeitung stellte 2007 die Frage, ob hinter diesen Befürchtungen eine Verschwörungstheorie steckt oder eine begründete Sorge (Balzter 2007). Es lässt sich feststellen, dass der Standpunkt Drexels auch in Gewerkschaftskreisen kontrovers diskutiert wird. So betont Ehrke vom Vorstand der IG Metall Vorstand, dass weder aus EQR noch aus ECVET ein Zwang zur Modularisierung folge. Sinnvoll sei folgendes: wer über Modularisierung rede, solle auch sagen, was er meint: eine curriculare Binnendifferenzierung im Studium, neue kleinteilige Abschlüsse, Zertifizierung oder die Verzahnung von Erstausbildung und Weiterbildung (Ehrke 2006). Rauner dagegen lehnt vor allem die kritiklose Übernahme des englischen Systems ab und schlägt vor, den EQR als nicht kompatibel mit dem deutschen Berufsbildungssystem zurückzuweisen und einen Alternativvorschlag vorzulegen. Die Bundesregierung sollte sich dazu mit den Vertretern der Länder abstimmen, die über eine vergleichbare Berufsbildungstradition verfügen (Österreich, Schweiz, Dänemark und Luxemburg). Zunächst sollten internationale Vergleichsstudien über Stärken und Schwächen der miteinander konkurrierenden Berufsbildungstraditionen erstellt werden (Rauner 2005).

5.3 REFORMBEDARF DES DUALEN SYSTEMS

Jedoch verändert sich auch das duale System. Der überwiegende Teil der Jugendlichen, vor allem im Osten Deutschland, wird schon seit längerem nicht im dualen System ausgebildet. Auch gibt es Mängel in der Ausbildungsbereitschaft der Betriebe, nur noch jeder vierte Betrieb bildet aus. Insgesamt werden inzwischen weniger Jugendliche im dualen System als außerhalb desselben ausgebildet. Es gab außerdem schon immer unterschiedliche Formen von Ausbildungsberufen, die dem dualen Modell auf der Grundlage des Berufsbildungsgesetzes nicht entsprechen (zweijährige Ausbildungen, Assistenzberufe, Schulen des Gesundheitswesens). Nach Meyer ist demnach die Erosion des deutschen dualen Systems weniger den Prozessen der europäischen Berufsbildungspolitik anzulasten als eher systemimmanenten Strukturproblemen (Meyer 2006, S. 4).

Allerdings gibt es bereits spätestens seit den neunziger Jahren des 20. Jahrhunderts erhebliche und auch als erfolgreich beurteilte breit angelegte Reformen innerhalb des deutschen Berufsbildungssystems wie z. B. die Neuordnung der

Metall- und IT-Berufe oder auch den Wechsel vom *Input-* zum *Outcome-*Modell, der mit der verstärkten Einführung von Kompetenzmodellen einherging: mit dem Lernfeldansatz in der Berufsbildung z. B. sollen die bisherige Ausrichtung auf die Erzeugung „trägen Wissens" vermieden und Kompetenzziele in die Berufsbildung eingeführt werden. Letzteres dürfte mit dem Kopenhagenprozess kompatibel sein. Die Vorgaben der KMK zur Einführung des Lernfeldansatzes im berufsbildenden System betreffen jedoch nicht die Pflegeberufe insgesamt, sondern die Berufe, die auf der Grundlage des Berufsbildungsgesetzes im dualen System ausgebildet werden, und in fast allen Bundesländern die Altenpflege. Aber auch unabhängig vom Lernfeldansatz verpflichtet das Krankenpflegegesetz seit 2004 die beteiligten Akteure in den Lehrplänen und Curricula auf die Beachtung von Kompetenzzielen.

5.4 Modularisierung und Pflegeausbildung

Der Deutsche Bildungsrat für Pflegeberufe (DBR) ist bereits vom Konzept der Modularisierung überzeugt (DBR 2007). Ebenso spricht sich der Deutsche Pflegerat (DPR) für die Modularisierung der Pflegeausbildung aus (DPR 2006, S. 6). Eine Definition dessen, was DBR und DPR darunter verstehen, fehlt allerdings. Es soll das Berufsbild einer zweijährig ausgebildeten Pflegefachkraft ohne Möglichkeit der Anrechenbarkeit auf weiterführende Bildungsgänge im Pflegebereich geschaffen werden. Nach Ansicht von Weiss werden sich zweijährige Ausbildungsberufe auf Dauer jedoch nur durchsetzen lassen, wenn Anrechnungs- und Übergangsmöglichkeiten auf dreijährige Ausbildungsberufe möglich sind (Weiss 2006, S. 3). Auch wenn diese Aussage sich vermutlich nur auf die Berufe im dualen System bezieht, müsste dieser kritische Punkt im Bildungskonzept problematisiert werden, ebenso wie das Konzept der Modularisierung selbst; es fehlt wie erwähnt im Bildungskonzept aber eine Definition des Begriffs Modularisierung. Wenn bei den zukünftigen Modularisierungskonzepten in der pflegerischen Erstausbildung nicht die Variante „Modularisierung im Rahmen des Berufskonzepts" (s.o.) zugrunde gelegt wird, werden sich die Pflegeberufe dem Sog, der in dem von Drexel beschriebenen Szenario 3 angenommen wird, nicht entziehen können, auch wenn deren Ausbildung sich nicht auf der Grundlage des Berufsbildungs- sondern des Kranken- und Altenpflegegesetzes vollzieht. Modularisierte Ausbildungs*units* würden sich auch hier etablieren und erscheinen dann möglicherweise in einem Frauenberuf auch gerade denjenigen Interessentinnen attraktiv, für die eine längere Ausbildungszeit eine Hürde darstellt. Aufgrund der Ökonomisierung des Gesundheitswesens dürfte hier der Rückzug aus der Ausbildungsverantwortung für viele Einrichtungen attraktiv erscheinen. Wenn Berufsanwärterinnen eine „bessere Ausbildung" wollen, können sie ja dann das billigere (siehe Kap. 5.5.2, Stellungnahme des WR) Studium wählen, sofern sie die Voraussetzungen für eine Hochschulzulassung mitbringen. Bevor man sich bedenkenlos von lehrgangsförmigen Strukturen verabschiedet, wäre mehr Bildungsforschung angezeigt – z. B. in Bezug auf den Einfluss, den eine konstante Lerngruppe über drei Jahre hinweg (oder nach den Vorstellungen des DBR bei der Ausbildung zur/m Assistentin/Assistenten Pflege zwei Jahre) auf die Lernmotivation sowie die berufliche Identitätsstiftung hat – im Gegensatz etwa zur diesbezüglichen Situation in den in ihrer Zusammensetzung jeweils wechselnden Teilnehmergruppen in *units* in modularisierten Systemen. Ein Beispiel aus der Vergangenheit mag dies verdeutlichen: In den siebziger Jahren war man bei der Einführung der Gesamtschulen in einigen Bundesländern, die manchmal mit dem Bau großer Mittelpunktzentren verbunden war, in den nun entstehenden Leistungs- und Neigungskursen wechselnder Zusammensetzung völlig überrascht davon, welchen starken Einfluss gerade das Moment eines einheitlichen Klassenverbandes auf Lernmotivation und -leistungsbereitschaft der Schüler zuvor gehabt hatte. Es wäre sinnvoll, die beteiligten Akteure, vor allem die Lehrer für Pflegeberufe und Pflegepädagogen an nicht sehr attraktiven Schulstandorten nach ihrer diesbezüglichen Einschätzung zu befragen, besonders in Hinblick darauf, dass nach den Vorstellungen des DBR die dreijährige Pflegeausbildung mit der Zugangsvoraussetzung Realschulabschluss mittelfristig abgeschafft und das Berufsbild Assistentin der Pflege mit Zugangsvoraussetzung Hauptschulabschluss eingeführt werden soll.

Ein weiterer Gesichtspunkt ist in diesem Zusammenhang zu betrachten: Absolventen von *units* müssen sich ihre erworbenen Kompetenzen zertifizieren lassen – und es deutet alles darauf hin, dass sie die Kosten dafür selber tragen müssen. Dass bei einer zunehmenden Liberalisierung des Bildungswesens auch lehrgangsförmig ausgebildeten Teilnehmerinnen diese Kosten in absehbarer Zeit aufgebürdet werden, ist dann zu erwarten. Zergliedert man die Ausbildung in einzeln wählbare *units*, die dann auch einzeln zertifiziert werden, ist es gerade in Pflegeberufen mit ihrem erheblichen Anteil an Frauen mehr als wahrscheinlich, dass schon aus Kostengründen eine hohe Zahl von Absolventen nur sehr wenige *units* belegen, die nicht für eine traditionelle berufliche Gesamtqualifikation ausreichen. Jugendliche mit guten Schulabschlüssen, die sich ihren Ausbildungsplatz wählen können, werden mehr als zuvor in andere Bereiche abwandern, die ihnen zumindest nach der Zeit des Punktesammelns in *units* eine bessere Einkommenssituation versprechen – auch für diesen Personenkreis muss sich ja die Summe, die in die Zertifizierung gesteckt werden, irgendwann rechnen. Was diese Situation angesichts der demografischen Entwicklung für den Pflegesektor in Deutschland bedeuten würde, kann man sich vorstellen.

5.5 Modularisierung und Pflegeweiterbildung

Anders stellt sich die Situation in der pflegerischen Weiterbildung dar. Hier gibt es einen erheblichen Reformbedarf. Die Terminologie in den Pflegeberufen ist hier eine andere als in den Berufen, die dem Berufsbildungsgesetz unterliegen: letzteres kennt den Begriff Weiterbildung nicht. In den Pflegeberufen wird unterschieden zwischen beruflicher Fortbildung, worunter in der Regel Anpassungsfortbildung zu verstehen ist und beruflicher Weiterbildung. Letztere schließt ab mit einem höher qualifizierenden Abschluss. Bisher waren Weiterbildungen lehrgangsförmig organisiert und dauerten meist 1 bis 2 Jahre (eine Ausnahme stellt hier die Weiterbildung zum Praxisanleiter/zur Praxisanleiterin dar, die 200 Stunden umfasst, für die der Begriff Weiterbildung jedoch nicht wirklich zutreffend ist). Den föderalen Strukturen der Bundesrepublik entsprechend variieren Dauer und Abschlüsse von Weiterbildungen je nach Bundesland, es sein denn, der Weiterbildungsabschluss findet Berücksichtigung in Tarifverträgen, was z. B. für die Weiterbildungen zum pflegerischen Operationsdienst und für Anästhesiefachkräfte gilt. Auch die weitergebildeten Lehrer für Krankenpflege fanden Berücksichtigung in Tarifverträgen; ihre Lehrgänge mussten mindestens 2 Jahre dauern. Viele Weiterbildungen sind hinsichtlich der Lehrgangsdauer und -inhalte an den Empfehlungen der Deutschen Krankenhausgesellschaft orientiert, weil viele Bundesländer dies als Voraussetzung für eine gesetzliche Anerkennung vorschreiben. Ein neuer Maßstab wird auch durch das bereits erwähnte zum 1.8.2008 In Kraft tretende PfWG gesetzt, das u.a. für die Anerkennung als *verantwortliche* Pflegefachkraft im Sinne des § 71 des SGB X! (Pflegeversicherungsgesetz) eine Weiterbildungsmaßnahme für leitende Funktionen, die *460 Stunden* nicht unterschreiten soll, verlangt. Seitdem alle Bundesländer über ein Weiterbildungsgesetz verfügen, was erst seit Ende der neunziger Jahre der Fall ist, sind Dauer und Gesamtstundenzahl in den Weiterbildungs- und Prüfungsordnungen auf dieser Grundlage für viele pflegerische Fachweiterbildungen geregelt, wenn auch oft von Bundesland zu Bundesland auf unterschiedliche Weise. Eine Weiterbildung gilt vielen Pflegekräften als wichtiger Schritt des beruflichen Aufstiegs (Balsing 2008, S. 9), obwohl eine bessere Bezahlung verbindlich nur vorgesehen ist, wenn die absolvierte Weiterbildung dies in den Tarifverträgen vorsieht.

Das tradierte System der pflegerischen Weiterbildungen wird seit mindestens 15 Jahren zunehmend in Frage gestellt. Bei hohen Kosten und nicht gesicherter Finanzierung (Sailer 2005) gilt es als nicht flexibel genug. Der DBFK bemängelt die fehlende Anbindung an Europa (DBfK 2005, in Balsing, a.a.O). Die weitere Ausdifferenzierung und Spezialisierung der medizinischen Fachbereiche haben in vielen Weiterbildungen zu einer Überfüllung mit Lerninhalten geführt, was zur Folge hat, dass einigen Teilnehmern ein Wissen vermittelt wird, das sie an ihren Arbeitsplätzen nicht brauchen, andererseits Wissen fehlt, das sie brauchen. Der Verband der Pflegedirektoren/innen der Unikliniken fordert daher, die breit angelegten lehrgangsförmigen Weiterbildungen aufzugeben und die Weiterbildung mehr dem tatsächlichen Bedarf anzupassen (Balsing a.a.O., S. 10). Als Folge des rasanten technischen Fortschritts, der auch in der Medizin zu weiterer Spezialisierung führt, erheben Ärzte bereits die Forderung, Pflegekräfte nicht mehr für ein Gesamtberufsfeld, sondern für den medizinische Fachbereich zu qualifizieren, in dem sie tätig sind (Balsing, a.a.O.). Es gibt bisher keine legitimierte Stelle, die für die Feststellung und Beschreibung der Weiterbildungsmaßnahmen in den Pflegeberufen zuständig ist. Somit können für die neu entwickelten Module keine Standards und Durchführungskriterien herangezogen werden. Es gibt bislang keine Zertifizierung oder Registrierung durch öffentliche Institutionen. Ein erworbenes Modulzertifikat braucht also von keiner anderen Bildungsstätte oder von Arbeitgebern anerkannt werden (Balsing a.a.O., S. 14).

5.6 ZUSAMMENFASSUNG

In der beruflichen Pflegebildung erscheint es im Kontext der Modularisierung ratsam, die lehrgangsförmigen Ausbildungen zu erhalten und nicht auf *unit*-Strukturen umzustellen; darüber hinaus gibt es Forschungsbedarf. Weiterbildungsstätten im Berufsfeld Pflege sehen sich zunehmendem Handlungsdruck ausgesetzt, ihre Weiterbildungen modulförmig zu reorganisieren. Dies kommt sowohl den Interessen der Arbeitgeber als auch denen der Teilnehmer entgegen. Hierdurch entsteht zurzeit Druck, Akkreditierungen einzuführen, die das Entstehen von Standards und Durchführungskriterien beschleunigen könnten. Es gibt bislang jedoch keine Zertifizierung oder Registrierung durch öffentliche Institutionen. Allerdings: Auch wenn die Problematik insgesamt anders gelagert ist als in den Erstausbildungen, so besteht auch hier „die Gefahr, dass in Zukunft allein ökonomische Überlegungen … die Bildungsangebote bestimmen" (Balsing, 14). Aufgrund des GATS- Abkommens existiert dieses Problem jedoch nicht nur in der Pflegebildung, sondern betrifft letztlich alle Dienstleistungsberufe. Für die Verbesserung der horizontalen und vertikalen Mobilität bedeutet die jetzige Situation, dass Äquivalenzbestimmungen innerhalb des pflegerischen Weiterbildungssystems und an der Nahtstelle zum hochschulischen Bereich wünschenswert sind. Dabei ist zu berücksichtigen, dass Zertifizierungskosten wahrscheinlich von den Teilnehmerinnen zu tragen sind, was die Attraktivität von Weiterbildungen besonders dann nicht steigern dürfte, wenn für einen großen Teil der Absolventinnen weiterhin trotz des beruflichen Aufstiegs keine verbesserten Verdienstmöglichkeiten zu erwarten sind. In diesem Fall kann die Zertifizierung durchaus das Problem mangelnden Nachwuchses bei pflegerischen Fachkräften steigern. Hier besteht genauso Forschungsbedarf wie bei der Frage, ob sich *unit*-Strukturen statt Lehrgängen auf Motivation, Leistungsbereitschaft und berufliche Identität auswirken, obwohl das Problem hier geringer zu gewichten sein dürfte als in der pflegerischen Ausbildung.

6. Stellungnahmen und Positionen zum Brügge-Kopenhagen-Prozess

Der Brügge-Kopenhagen-Prozess scheint inzwischen auf eine breite Akzeptanz bei den entscheidenden Akteuren im bundesdeutschen Bildungswesen zu stoßen. In den Stellungnahmen, die sich oft durch wechselseitige Rezeption gegenseitig beeinflussen und in denen die Akteure manchmal über korporative Strukturen miteinander verbunden sind bzw. Einzelstellungnahmen teilweise in gemeinsamen Stellungnahmen zusammengeführt werden (Kremer 2006, S. 2), wird eine grundsätzliche Zustimmung signalisiert. Es folgt an dieser Stelle eine kurze Zusammenfassung wesentlicher Aussagen aus den Stellungnahmen des BMBF, der KMK, des BIBB, der Sozialpartner, der HRK und des WR sowie des DBR.

6.1 BMBF und KMK

BMBF und KMK sprechen sich in einer gemeinsamen Stellungnahme grundsätzlich für den EQR aus, betonen jedoch, dass die „Unterschiede der Bildungssysteme und die Verantwortung der Mitgliedstaaten für deren Gestaltung" (BMBF/KMK 2005, S. 3) davon unberührt bleiben und heben die Freiwilligkeit der Annahme und Nutzung eines EQR hervor. Sie unterstützen den EQR als „Übersetzungsinstrument für die Kommunikation zwischen den Bildungssystemen der Mitgliedstaaten". Es wird für erforderlich gehalten, den EQR in nationale und sektorale Rahmen zu überführen. Eine mehrjährige Testphase wird verlangt. Die Fokussierung auf Lernergebnisse wird begrüßt. Jedoch wird betont, dass die Ergebnisse lebenslangen Lernens mit dem vorliegenden Rahmen nicht umfassend abgebildet werden können. Auch die Frage, wie mit Qualifikationsbündeln umzugehen ist, deren Komponenten unterschiedlichen Niveaustufen zugeordnet werden können, gilt als nicht gelöst. Es wird insbesondere Wert auf die *outcome*-orientierte Ausrichtung sowie auf das Festhalten an nationalen Besonderheiten gelegt. Außerdem verweist die Stellungnahme auf die Besonderheit des dualen Systems in Deutschland.

6.2 BIBB

In einer Stellungnahme des Hauptausschusses des BIBB wird Zeit für eine intensive Entwicklung und Erprobung gefordert unter Einbezug aller Partner der beruflichen Bildung. Für besonders bedeutsam wird die Erfassung des informellen und nicht formalen Lernens gehalten und hierbei die Berücksichtigung beschäftigungsnaher Prozesse (Hauptausschuss des Bundesinstituts für Berufsbildung 2005).

6.3 Spitzenverbände der deutschen Wirtschaft

Das Kuratorium der deutschen Wirtschaft für Berufsbildung (KWB) hat 2005 ein Positionspapier herausgegeben, aus dem hervorgeht, dass sie die Entwicklung eines EQR „konstruktiv und kritisch" begleiten will (KWB 2005, S. 2). Sie begrüßt die Anstrengungen für die Anerkennung der Gleichwertigkeit von beruflicher und allgemeiner Bildung sowie für mehr Durchlässigkeit zwischen und innerhalb der Systeme (a.a.O., S. 3). Für einen nationalen Qualifikationsrahmen und ein Leistungspunktesystem hat das Gremium einen eigenen Vorschlag entwickelt, der besonders auf die Verzahnung von Berufsbildungs- und Schul- bzw. Hochschulsystem (vertikale Mobilität) und auf die Förderung der Transparenz von Kompetenzprofilen (horizontale Mobilität) sowohl in einem nationalen als auch in einem europäischen Bildungs- und Beschäftigungsraum abzielt. Da dieser hier im wesentlichen skizziert werden soll, wird der Standpunkt des KWB hier ausführlicher dargestellt als der der anderen Experten.

In diesem Vorschlag des KWB werden vier zentrale Kriterien (Strukturierungskriterien einer Handlungssituation) zur Beschreibung komplexer Handlungssituationen benannt, nämlich Komplexität, Intransparenz, Vernetztheit und Dynamik. Damit ist jeweils folgendes gemeint:

- Komplexität bezeichnet die Anzahl der möglichen veränderlichen Variablen einer Handlungssituation
- Intransparenz bezeichnet die Anzahl der Variablen einer Handlungssituation, die für den Handelnden nicht von vornherein ersichtlich sind
- Vernetztheit bezeichnet die Anzahl der Variablen einer Handlungssituation und deren Verknüpfungen untereinander
- Dynamik bezeichnet die Schnelligkeit, mit der sich die Handlungssituation verändert

Die Handlungskompetenz einer Person soll umso höher bewertet und in die entsprechenden Stufen des EQR/NQF eingeordnet werden, je komplexer und intransparenter, je vernetzter und dynamischer die Entscheidungssituationen sind, die durch das Handeln einer Person zu bewältigen sind.

Experten verfügen über eine überdurchschnittliche Wissensorganisation. Diese wird strukturiert über formales Lernen und über Erfahrungslernen. Beide sind Voraussetzung für Expertisengenerierung. Deshalb ist hier das informell erworbene Wissen von gleichem Wert wie das formell erworbene, so dass die Validierung informell erworbener Kompetenzen eine Grundbedingung ist für die uneingeschränkte Funktionalität eines EQR/NQF. Domänenspezifische Expertise kann sowohl in Erwerbsarbeits- bzw. Berufsbildungs- wie auch in akademischen Studien- bzw. Forschungskontexten aufgebaut werden.

Folgende Grundbedingungen für die Umsetzung des Modells werden im Positionspapier benannt (a.a.O., S. 6):

- Das Berufsprinzip als Fundament der deutschen beruflichen Bildung
- Das Berufprinzip soll nicht durch Modularisierung im dualen System ersetzt werden, aber Modularisierung im dualen System erlaubt die Sequenzierung von Bildungs- und Qualifizierungsphasen.
- Aus- und Weiterbildung sollen auf den Erwerb marktverwertbarer beruflicher Handlungskompetenz abzielen.
- Der Ordnungsrahmen für die Planung und Durchführung der Berufsbildung in Deutschland sollen durch das Berufsbildungsgesetz und die Handwerksordnung gewährleistet werden.
- Für ein leistungsfähiges und zukunftsorientiertes Berufsbildungssystem werden als Indikatoren Profilschärfung, Karriereorientierung, Marktrelevanz, Qualitätsorientierung und Beschäftigungsfähigkeit gewählt.

Während die Forderung, das Berufsprinzip zu erhalten und dieses nicht etwa im Verlauf von Modularisierungsprozessen außer Kraft zu setzen, weitgehend auf Konsens stößt, sollte besonders der Punkt 3 kritisch betrachtet werden: Niemand wird bestreiten, dass die Funktion von Aus- und Weiterbildung in erster Linie im Erwerb beruflicher Handlungskompetenz besteht, es fehlt aber an dieser Stelle der ausdrückliche Hinweis auf das breite Spektrum allgemeiner Bildung, das den Bildungsauftrag der Berufsschule im Sinne einer zeitgemäßen allgemeinen Bildung nach Klafki ausmacht (Klafki 1996). Diese inhaltlich-didaktische Seite wird im gesamten Brügge-Kopenhagen-Prozess ausgeklammert, was letztlich den Schluss nahe legt, in den Bildungsinstitutionen werde weniger der kritische mündige Bürger mit seinem Recht auf Persönlichkeitsentfaltung und Selbstbestimmung gesehen als vielmehr die reibungslos funktionierende „Arbeitspersönlichkeit". Diese Diskussion ist jedoch nicht neu und durchzieht die gesamte Geschichte sowohl der Berufsbildung als auch der allgemeinen Schulbildung. Das Pendel droht zurzeit Richtung „Arbeitspersönlichkeit" auszuschlagen.

6.4 DGB

Die Gewerkschaften wollen zwar die Einrichtung eines europäischen Bildungsraums ebenfalls mittragen. Hier werden in der „Transparenz der Systeme" (Kremer 2006, S. 4) der allgemeinen und beruflichen Bildung in Europa einerseits positive Momente gesehen: dass die Bürger sich hier frei bewegen und aus der Vielfalt Nutzen ziehen können, dass die erworbenen Nachweise über Qualifikationen, Wissen und Fertigkeiten überall in der EU anerkennt werden und in der Harmonisierung im Bildungsbereich. Der vorliegende Vorschlag eines EQR reicht jedoch nach Meinung des DGB nicht aus. Er solle darauf beschränkt werden, die Wertigkeiten der einzelnen Bildungsgänge und Abschlüsse zu klären und Qualifikationen zu diesen zu bestimmen. Nicht einverstanden sind die DGB-Vertreter mit dem Referenzrahmen und den Deskriptoren. Es wird die Gefahr gesehen,

- dass gesellschaftlich normierte und standardisierte Lernprozesse verloren gehen,
- dass es zu einer Beliebigkeit von Inhalten und Lernmethoden kommt,
- dass ganzheitlich ausgerichtete Bildungsgänge gefährdet sind und
- dass nur begrenzt Bündel von Fähigkeiten aufgenommen werden.

Der DGB will keine vollständige Umstellung auf Lernergebnisse und sieht auch das Berufsprinzip gefährdet. Noch deutlicher wird diese Position im bereits erwähnten Gutachten für die IG Metall und ver.di von Drexel, in dem es heißt, dass

„… das EQR/ECVET-System mit großer Wahrscheinlichkeit das Duale System eliminieren würde und dass dies die gesellschaftlichen Funktionalitäten, die dieses System sowohl für die berufliche Bildung eines großen Teils der künftigen Arbeitnehmer als auch für eine Reihe darauf aufbauender gesellschaftlicher Strukturen und Prozesse – Arbeitsorganisation, Arbeitsmarkt, Entlohnung und industrielle Beziehungen – mit sich bringt, zerstören würde." (Drexel 2005, S. 113)

6.5 HOCHSCHULISCHE STELLUNGNAHMEN

6.5.1 HRK

Der HRK hat 2003 gemeinsam mit dem BMBF und der KMK eine Empfehlung zur Vergabe von Leistungspunkten in der beruflichen Fortbildung und Anrechnung auf ein Hochschulstudium ausgesprochen (HRK 2003), in der besonders anspruchsvolle Qualifizierungen im Fortbildungsbereich als geeignet deklariert werden, eine stärkere Verknüpfung zwischen Hochschulen und verschiedenen Qualifizierungswegen zu erproben. Eine Stellungnahme zum Brügge-Kopenhagenprozess wurde bisher nicht veröffentlicht. Nach Auffassung der HRK ist die Durchlässigkeit im Bildungssystem dahingehend zu verwirklichen, dass individuelle Anerkennungsverfahren außerhochschulischen Lernens in der Verantwortung der aufnehmenden Institution liegen. Diesen Anerkennungsverfahren sollen dann Lernergebnisse („Learning outcomes") bzw. erworbene Kompetenzen zugrunde liegen. Innerhalb der Bildungsbereiche kann Anerkennung durch zeitliche Deskriptoren unterstützt werden (unveröffentlichtes Ergebnis einer internen Arbeitsgruppe der HRK, 2006). Die HRK möchte keine unmittelbare Stellungnahme zu diesem Thema abgeben, ist aber beteiligt an den Aushandlungen zum DQR. Zu gegebener Zeit soll die Position der HRK dann veröffentlicht werden (laut Information der Geschäftstelle der HRK am 13.12.2007).

6.5.2 WISSENSCHAFTSRAT

Eine ausdrückliche Stellungnahme zum Kopenhagenprozess steht hier ebenfalls aus. Der Wissenschaftsrat hat jedoch in seinen Empfehlungen zur Entwicklung der Fachhochschulen (WR 2002) u.a. die Empfehlung ausgesprochen, Phasen beruflicher Erfahrung anzurechnen und zu akkreditieren. 2006 äußerte sich der WR in seinen „Empfehlungen zum arbeitsmarkt- und demografiegerechten Ausbau des Hochschulsystems" (WR 2006) dahingehend, dass „alle Entscheidungen zur quantitativen Entwicklung des Hochschulsystems … auch Aufgaben und Entwicklungstendenzen des Systems der beruflichen Bildung mit berücksichtigen (müssen)" (WR 2006, S. 45). Der WR betont in seinen Empfehlungen die zahlreichen Vorteile des dualen Systems, erwähnt aber auch einige Kritikpunkte: nämlich insbesondere Zweifel an der Modernisierungsfähigkeit des dualen Systems, auch unter veränderten Rahmenbedingungen. Diese kritische Frage wird in Hinblick auf den Wandel zu einer Informations- und Dienstleistungsgesellschaft geäußert: „So führt die traditionell starke Stellung der betrieblichen Ausbildung im produzierenden Gewerbe und im Handwerk zu der Frage, ob diese Form der Ausbildung auch für die quantitativ expandierenden Bereiche des Dienstleistungssektors adäquat ist."(a.a.O., S. 46) In diesem Zusammenhang weist der WR darauf hin, dass sich das duale System sowohl in den neuen Ländern als auch in verschiedenen zur Zeit expandierenden Bereichen des Dienstleistungssektors nicht ausreichend etabliert hat: „In den Bereichen Gesundheit und Erziehung etwa findet die Erstausbildung in staatlich voll ausfinanzierten und im Vergleich zur Ausbildung an Fachhochschulen **keineswegs preiswerteren Fachschulen** statt." (WR S. 46, Hervorhebung durch R.I.) Der WR räumt allerdings auch ein, dass die Modernisierung der Ausbildungsberufe zurzeit gut voranschreitet, erwähnt als Beispiel den Bereich Computer- und Informationstechnik und fügt hinzu: „Die kontinuierliche Weiterentwicklung des Systems findet sichtbaren Ausdruck und nachhaltige Unterstützung im so genannten Kopenhagenprozess." (a.a.O., S. 47) Dieser Satz lässt sich nur so interpretieren, dass der WR gerade nicht um den Erhalt des dualen Systems fürchtet, sondern dass in seinen Augen der Kopenhagen-Prozess sogar dazu beiträgt, das duale System weiterzuentwickeln. Wie oben gezeigt werden konnte, ist dies jedoch fraglich.

6.6 Pflegeberufe

Eine der wichtigsten Expertinnen für den EU-Prozess im pflegeberuflichen System, G. Stöcker, merkt an, „... dass Deutschland für sich in diesem Prozess den Anspruch erhebt, innerhalb von Europa über das ausdifferenzierteste Berufsbildungssystem zu verfügen, und dabei die europäische Kompatibilität außer acht lässt, ... wird wenig hilfreich sein." (Stöcker 2006, S. 4) Stöcker, die die Unumkehrbarkeit des EU-Prozesses frühzeitig erkannt hat, konstatiert, dass „... berufliche Ausrichtungen ... künftig europäisch normiert und kompatibel an vergleichbaren Kompetenzen auszurichten (sind)" (a.a.O., S. 8), und mahnt zu Recht an, dass das BMBF sich neben dem Engagement für den Erhalt des dualen Berufsbildungssystem auch der Frage widmen muss, wie die Sonderwege der pflegeberuflichen Bildung in den europäischen Prozess zu integrieren sind. Der DBR hat sich wie oben erwähnt, in seinem aktuellen Bildungskonzept „Pflege offensiv" (2007) bereits auf die Hauptmerkmale eines Europäischen Qualifikationsrahmens ausgerichtet. Dazu gehört, die Ausbildung der Pflegefachkräfte anzuheben: mit seiner im wesentlichen beruflichen Erstausbildung und der in Deutschland als Zulassung für diese Ausbildung gesetzlich geregelten Voraussetzung des Realschulabschlusses ist Deutschland innerhalb der Europäischen Union aktuell auf einen der letzten Plätze abgerutscht. Fast alle Länder Europas setzen hier inzwischen eine mindestens 12-jährige Schulbildung voraus. Hieraus ergibt sich zwingend die Forderung nach der Verlagerung der Pflegeausbildung in grundständige Studiengänge. Da diese bisher nicht in nennenswertem Umfang in Deutschland etabliert sind, die rechtlichen Vorgaben der bisherigen Pflegeausbildungsgesetzgebung diese Entwicklung außerdem massiv behindern und auch angesichts des aktuell beginnenden erneuten Pflegenotstandes in Deutschland, ist dieses Thema von erheblicher Brisanz. Es wird notwendig sein, Übergangslösungen zu entwickeln, die diese Entwicklung begleiten, ohne dem sich abzeichnenden drohenden Fachkräftemangel im Pflegebereich Vorschub zu leisten.

6.7 Zusammenfassung und Kritik

Beim Brügge-Kopenhagen-Prozess geht es um zwei Formen der Mobilität: die horizontale und die vertikale, wobei die horizontale die europäische Mobilität einschließt. An einer Verbesserung der nationalen vertikalen Mobilität zu arbeiten wäre auch unabhängig vom europäischen Bildungsprozess Aufgabe der einzelnen Mitgliedsstaaten. Die relativ breite, wenn auch mit Vorbehalten und der Forderung nach Erhalt des Berufskonzeptes sowie Erprobungsphasen versehene Zustimmung bei gleichzeitig weitgehend fehlender öffentlicher Diskussion zu einer Strategie, die zu massiven Veränderungen des berufsbildenden Systems führt, legt den Schluss nahe, dass dieser Prozess tatsächlich nicht reversibel ist. Trotzdem ist es ärgerlich, dass Alternativvorschläge, die inhaltlich überzeugend erscheinen, keine Chance erhalten haben, so etwa der Vorschlag, ein ständig zu aktualisierendes Informationssystem der Berufsbildung (Ochsenbein s.o.) im europäischen Raum zu etablieren, oder das Konzept von Arbeits- und Tätigkeitsanalysen als Voraussetzung für eine sinnvolle Kompetenzermittlung (Becker/ Spöttl). Für das System der Pflegebildung stellt sich daher die Frage: wie sich ausrichten in Bezug auf den Brügge-Kopenhagen-Prozess? Die europäische Mobilität mag hier zur Zeit für die Berufsangehörigen gewährleistet sein, im Zuge der hier angedeuteten zukünftigen Entwicklung wird sich dieser Zustand aller Wahrscheinlichkeit nach tatsächlich ändern, wenn nicht kurzfristig eine stärkere Verknüpfung mit dem tertiären Bereich bzw. eine Erhöhung der Zahl der Berufsangehörigen, die ihren ersten berufsqualifizierenden Abschluss im tertiären Bereich machen, folgt. Mittelfristig bis langfristig wird die Bildungssituation den europäischen Normen anzupassen sein, und das heißt: Gesundheits- und Krankenpflege als grundständige Studiengänge, Hochschulreife als Zugangsvoraussetzung. Über eines muss sich allerdings die Berufsgruppe im klaren sein: die hohe Zahl dreijährig ausgebildeter Fachkräfte, die zur Zeit immer noch den Großteil der Gesundheits- und Krankenpflegerinnen in vielen Gesundheitseinrichtungen ausmacht, ist mit Hochschulabsolventen aus Pflegestudiengängen nicht zu erreichen. Eine pflegerische Qualitätsverbesserung ist jedoch nicht automatisch dadurch gewährleistet, dass eine tertiär ausgebildete Gesundheits- und Krankenpflegerin über eine größere Gruppe von gering qualifizierten Helferinnen wacht, auch wenn dieses mit europäischen Normen kompatibel sein mag. Dringend erforderlich sind in viel stärkerem Maße als bisher Überlegungen zur Entwicklung und Implementierung von Systemen der Qualitätssicherung unter den sich hier abzeichnenden Bedingungen.

Die vertikale Mobilität spielt auch unabhängig vom Brügge-Kopenhagen-Prozess eine wichtige Rolle. Sie berührt individuelle Interessen ebenso wie ökonomische, wobei ein wichtiger Faktor dieser europäischen Prozesse in der anvisierten Liberalisierung der Bildungsmärkte liegen dürfte. Das in Deutschland bisher stark favorisierte Paradigma „Bildung als Bürgerrecht" aufzugeben zugunsten des Gedankens „Bildung als Investition", ist ein Schritt, dessen Folgen man angesichts sich verschärfender sozialer Konflikte sorgfältig reflektieren muss. Der Brügge-Kopenhagen-Prozess erscheint in diesem Punkt mehr als widersprüchlich: er fordert einerseits mehr Bildung und Teilhabe an Bildung für seine Bürger, legt aber in letzter Konsequenz diesen mehr Kosten auf, und führt, falls das Berufskonzept ausgehöhlt wird, keinesfalls automatisch zu höheren Bildungseffekten.

Für den Hochschulbereich zentral sind die Überlegungen, Leistungen aus der beruflichen Bildung auf die Hochschulbildung anzurechnen. Im folgenden Kapitel werden hierzu wichtige Überlegungen dargestellt.

7. Hochschulzugangsberechtigung und Anrechnungsverfahren

Unter den Prämissen einer besseren Verzahnung von beruflicher und allgemeiner Bildung einerseits sowie der Anerkennung der Gleichwertigkeit beruflicher und allgemeiner Bildung andererseits sehen sich die Hochschulen vor die Aufgabe gestellt, Konzepte zu entwickeln, durch die die Aufnahme Berufstätiger ohne formale Hochschulzugangsberechtigung erleichtert werden.

7.1 Hochschulzugangsberechtigung

Dafür, dass beruflich Qualifizierten bessere Wege ins Studium eröffnet werden müssen, gibt es eine Reihe von Gründen. Zunächst ist daran zu erinnern, dass es in zurückliegenden Jahrhunderten opportun erscheinen konnte, nur einem sehr begrenzten Personenkreis die Hochschulreife und damit die universitäre Bildung zu ermöglichen. Es entsprach lange den gesellschaftlichen Erfordernissen, weniger als ein Prozent eines Alterjahrgangs für Tätigkeiten in Wissenschaft, Medizin, im Recht- und im Staatswesen auszubilden (Hannken-Illjes/LIschka 2004, S. 24). Spätestens ab der zweiten Hälfte 20. Jahrhunderts wuchs der Bedarf an wissenschaftlich qualifizierten Personen für eine Reihe von Entwicklungs- Planungs- und Kontrollaufgaben. Während Hochschulbildung zuvor überwiegend auf die Weiterentwicklung der Wissenschaften ausgerichtet war, ging es nun in steigendem Maß um die Vorbereitung auf die Anwendung von Wissenschaften. Die Studierendenraten stiegen infolgedessen auch in Deutschland an, erreichten jedoch nie diejenigen anderer entwickelter Industrieländer, wofür als Ursache meist das in Deutschland quantitativ und qualitativ hochwertige System der Berufsausbildung angesehen wird. So existieren die verschiedenen Säulen des Bildungssystems allerdings nach wie vor relativ unverbunden nebeneinander her, was vor allem von der Wirtschaft zunehmend kritisiert wird. 2003 schrieb das damalige BMBF im Berufsbildungsbericht: „Die Durchlässigkeit der Bildungswege im Berufsbildungssystem und zwischen den einzelnen Bildungsbereichen ist deutlich zu verbessern, die Versäulung des Bildungswesens in Deutschland zu überwinden und damit die Gleichwertigkeit und Zugangsoffenheit der verschiedenen Bildungswege zu verwirklichen." (BMBF 2003, S. 14) Im Koalitionsvertrag 2005 wurde diese Aussage im Wesentlichen übernommen, wenn auch in sehr knapper Form.

Noch bestehende Vorbehalte gegenüber berufstätigen Studierwilligen ohne formale Hochschulreife gelten als widerlegt (Kloas 2006, S. 35). Insgesamt bestätigen die Untersuchungen die Auffassung, dass auch eine berufliche Qualifikation die Studierfähigkeit vermittelt (a.a.O., S. 36). Es wird inzwischen davon ausgegangen, dass dieser Personenkreis über studienbegünstigende Voraussetzungen wie berufliche Vorleistungen, ausgeprägte Weiterbildungserfahrungen und eine hohe Leistungsbereitschaft verfügt. Ein Problem liegt darin, dass zwischen den beteiligten Organisationen recht unterschiedlich Auffassungen hinsichtlich der Kriterien von Studierfähigkeit bestehen.

Dafür, Berufstätigen ohne formale Berechtigung den Zugang zur Hochschule zu erleichtern, gibt es eine Reihe von Gründen, etwa die im internationalen Vergleich zu frühe Weichenstellung in Deutschland zwischen Berufsausbildung und Abitur, mangelnde Berücksichtigung spezifischer Lebensumstände und familiärer Bildungstraditionen (Kloas, 2006, S. 35). Darüber hinaus scheint die Gewinnung von leistungsstarken Nachwuchskräften für die Wirtschaft unverzichtbar. Die Spitzenverbände der Wirtschaft fordern seit längerem mehr Differenzierung, Durchlässigkeit und Leistung und schlagen vor, Modelle eines geänderten Hochschulzugangs zu erproben (a.a.O., S. 34). Entsprechende Auswahlverfahren der Hochschulen sollten unter Beteiligung der Wirtschaft erfolgen. Letztlich müssen aber die Hochschulen von der Studierfähigkeit der Bewerber und Bewerberinnen überzeugt sein. Sie haben hier die Definitionshoheit – vergleichbar mit der Wirtschaft, die es auch nicht hinnehmen würde, wenn z. B. die allgemein bildenden Schulen die Kriterien von Ausbildungsreife vorgeben würden (a.a.O.,S. 37).

Den Hochschulen völlig freizustellen, nach welchen Kriterien sie beruflich qualifizierte Bewerber auswählen, hat ebenfalls Nachteile. Die Bewerber bräuchten zum Vergleich der von Hochschule zu Hochschule variierenden Zugangsbedingungen schon für die Entscheidung, wo sie sich bewerben, viel Zeit. Wenn Abiturienten aus traditionellen Bewerbergruppen zur Verfügung stehen, haben beruflich Qualifizierte kaum eine Chance. Ein gesellschaftlich akzeptiertes Recht auf Zugang ist ebenso erforderlich wie die Regulierung des Zugangs durch transparente Kriterien und Verfahrensweisen, die über die einzelne Hochschule hinaus Geltung haben (a.a.O., S. 37).

Nach wie vor liegt die Gesetzgebungskompetenz entsprechend der Vereinbarung der Föderalismuskommission sowohl beim Bund als auch bei den Ländern. Danach kann der Bund Zugangsregelungen für die Hochschulzulassung festlegen, wobei den Ländern ein Recht zur Abweichungsgesetzgebung eingeräumt wird. Sinnvoll wäre, wenn sich Bund und Länder vorweg über die Ausgestaltungsmodalitäten abstimmen, (a.a.O., S. 38), alles andere führt zu immer neuen Mobilitätshemmnissen.

Die bildungsrechtlichen und bildungspolitischen Entwicklungen der letzten 20 Jahre zeigen bereits, dass es kein Bundesland gibt ohne einen speziellen Zugangsweg zur Hochschule für Menschen mit beruflichen Vorerfahrungen. Es gibt eine Vielfalt von Zugangregelungsmodellen mit erheblichen Unterschieden, wobei laut KMK drei Elemente von Bedeutung sind:

1. die Gestaltung der Zugangswege (mit oder ohne Zulassungs- bzw. Eignungsprüfung, mit oder ohne Eignungsgespräch, Probe- oder Kontaktstudium)

2. die Art, wie die berufliche Qualifikation mit den Zugangsprozeduren verknüpft ist

3. und die Art der zu erwerbenden Zugangsberechtigung (KMK 2003) (nach Le Mouillour et al., 2004, S. 397).

In den meisten Bundesländern ist das Überprüfungsverfahren relativ offen für Formen und Resultate nichtformalen und informellen Lernens, ohne dass direkt valide Evaluations- und Überprüfungsverfahren für solche Lernprozesse entwickelt worden sind (Wolter 2003, S. 95). Als entscheidende Voraussetzung für den Hochschulzugang wird allgemein ein thematischer Zusammenhang zwischen der Ausbildung, der Berufstätigkeit und dem gewählten Studienfach (bzw. eine einschlägige Weiterbildung) festgelegt. Somit wird die Bedeutung der Fachkompetenz für den Zugang zur Hochschule betont. Das Kriterium der fachlichen Einschlägigkeit gerät jedoch zunehmend in die Kritik als „kaum durchschaubares Verfahren" (Koordinierungsstelle für die Studienberatung in Niedersachsen, 2003). Unter den zur Zeit unterschiedlichen Lösungsansätzen zur Erhöhung der Durchlässigkeit werden einerseits die modularen Strukturen von Studiengängen und beruflicher Aufstiegsfortbildung und andererseits die Verbreitung bzw. -erweiterung des Leistungspunktesystems in allen Teilbereichen des formellen Bildungssystem von den Unternehmen, den Hochschulen und den bildungspolitischen Entscheidungsträgern befürwortet (BMBF 2003, S. 192ff).

Neben der gesetzlichen Festlegung der Zugangskriterien für beruflich Qualifizierte ist eine weitere Frage die nach der konkreten Auswahl der Studienplatzbewerber, wie diese gehandhabt wird und wer daran beteiligt ist. Seit dem Jahr 2004 besteht die 20-20-60 Regelung. 20 % der Studienplätze gehen an die Abiturbesten, die sich ihre Wunschhochschule aussuchen können, 20 % der Studienorte werden nach Wartezeiten vergeben, 60 % können von den Hochschulen selbst vergeben werden. Dies Verfahren ist aufwendig für die Hochschulen. Kloas macht den Vorschlag, die ZVS in eine Servicestelle umzuwandeln, die den Hochschulen bei den Auswahlverfahren hilft (Kloas 2006, S. 38). Das prinzipielle Zugangsrecht zum Studium könnte im Gesetzgebungsverfahren von Bund und Ländern gesichert werden. Gleiches gilt für den Bedeutungsgehalt des Abiturs und den Bedeutungsgewinn der beruflichen Abschlüsse. Hier könnten die Gesetzgeber Bund und Länder den Hochschulen einen Kern von bundesweit einheitlichen Hochschulzugangskriterien vorschreiben. Es müsste sichergestellt werden, dass beruflich Qualifizierte im Zulassungsverfahren genauso behandelt werden wie die jeweils äquivalente Gruppe der schulisch Qualifizierten (Gleichstellung z. B. des Meisters mit dem Abiturienten oder des Ausgebildeten mit mittlerem Schulabschluss mit dem Schüler, der die Fachhochschulreife erworben hat). Wenn über die Bewertung formaler Abschlüsse hinaus zusätzliche Auswahlkriterien angewandt werden bzw. Kompetenznachweise (Mindestnotendurch-schnitt, Eingangstest, Aufnahmegespräch etc.) zu erbringen sind, müsste dies durch beide Gruppen gleichermaßen zu erfüllen sein. Hinsichtlich der Metho-dik der zusätzlichen Kompetenzprüfung ist zu gewährleisten, dass nicht nur auf schulische Lern-Hintergründe, sondern auch auf die Lern- und Erfahrungswelten der beruflich Qualifizierten Rücksicht genommen wird. Die angemahnte Verbes-serung der Zugangsberechtigung für beruflich Qualifizierte würde die Durch-lässigkeit im Bildungssystem und die Attraktivität der dualen Ausbildungswege der beruflichen Weiterbildung deutlich fördern. Das Ergreifen einer Berufsaus-bildung öffnet dann sichtbar alle Wege und vielfältige Karrieremöglichkeiten (Kloas a.a.O., S. 38).

Da die meisten Bewerberinnen um einen Ausbildungsplatz in der Gesundheits- und Krankenpflege sowie seit dem neuen Altenpflegegesetz von 2003 in der Al-tenpflege über einen Realschulabschluss verfügen (Blum et al. 2006, S. 86), ist im Zuge des lebenslangen Lernens die Frage eines erleichterten Hochschulzugangs nach Berufsausbildung, Phasen der Berufstätigkeit und ggf. Weiterbildung(en) für diesen Personenkreis von erheblicher Bedeutung.

7.2 ANRECHNUNGSVERFAHREN IM TERTIÄREN BEREICH

Methodische Probleme bei der Kompetenzmessung und -bewertung sind eine wichtige Ursache für die Befürchtung, dass mit der Anerkennung und Anrech-nung nichtformal und informell erworbener Kompetenzen für ein Hochschul-studium die angestrebte Qualität der hochschulischen Ausbildung nicht erreicht bzw. gehalten werden kann. Nach Piotrowski et. al. existiert in den angloamerika-nischen Ländern vor allem im Bereich der Hochschulen ein umfassendes Erfah-rungswissen hinsichtlich der Anwendung von Verfahren zur Bewertung und An-erkennung von formell und informell erworbenen Kompetenzen (Piotrowski et. al 2006, S. 3). In den Vereinigten Staaten und Großbritannien werden seit Anfang der 80er Jahre des 20. Jahrhunderts entsprechende Assessment- und Anrech-nungsverfahren entwickelt. Die Bund-Länder-Kommission wollte ausdrücklich bei der Entwicklung von Anrechnungs- und Leistungsbewertungsverfahren in Deutschland an diese Traditionen anknüpfen (a.a.O.).

Nach Hannken-Illjes/Lischka existieren in deutschen Hochschulen zurzeit fol-gende Verfahren für Zugang und Anrechnung:

1. Zugang für Personen, die nicht die notwendige Zugangsberechtigung ha-ben:

   • Allgemeiner Zugang für beruflich Qualifizierte, der inzwischen mit Ausnah-me von Bayern in allen Landeshochschulgesetzen geregelt ist

   • Probestudium

- Feststellungsprüfung
- Beratungsgespräch
- Anrechnung auf den Notendurchschnitt, in der Regel zusätzlich zur Hochschulzugangsberechtigung

2. Anrechnung von Lernleistungen, die schon außerhalb der Hochschule erbracht wurden bei vorliegender Hochschulzugangsberechtigung.

- Anerkennung von beruflicher Bildung fürs Praxissemester: das übliche Verfahren zur Anerkennung für die Einstufung
- Anerkennung von beruflicher Bildung für propädeutische Lehrveranstaltungen
- Kooperation Fachschulen – Hochschulen: Durchlässigkeit von Fachschulen zu Hochschulen
- Einstufungsprüfung mit der (theoretischen) Möglichkeit der Creditpunktvergabe: ein Instrument, das die Anerkennung und Feststellung von außerhalb des Hochschulwesens erlangten Fähigkeiten und Kenntnisse, seien diese informell oder nichtformal, ermöglicht.

(nach Hannken-Illjes/Lischka 2004, S. 33)

Neben den genannten Verfahren spielen Einzelfallprüfungen eine eminent wichtige Rolle. Auch die übliche Praxis der Anerkennung von beruflicher Tätigkeit oder Ausbildung für Praktika unterliegt in vielen Fällen einer Einzelfallprüfung (a.a.O, S. 32f.). Aus Sicht der HRK muss gewährleistet sein, dass die aufnehmende Institution autonom über die Anrechenbarkeit beruflicher Leistungen entscheiden kann. Die HRK lehnt in diesem Zusammenhang vor allem den Bezug auf ein quantitatives Kreditpunktesystem ab, es könne nur um die Anerkennung tatsächlich erworbener Kompetenzen gehen.

National werden erste Ansätze aus dem IT-Weiterbildungsbereich weiterentwickelt. Hier wurde ein Verfahren für die Bewertung von beruflichen IT Kompetenzen auf der operativen Professionalebene im Hinblick auf Anrechenbarkeit im hochschulischen Bildungsbereich entwickelt und getestet.

7.2.1 Modellfall IT-Weiterbildung

Ein entscheidender Schritt bei den Bemühungen um die Etablierung eines Leistungspunksystems an der Schnittstelle von beruflicher Weiterbildung zum hochschulischen Bildungsbereich und damit auch in der Diskussion um die Vergleichbarkeit beruflicher Qualifikationen und Kompetenzen mit jenen, die im hochschulischen Bildungsbereich erworben werden können, wurde Anfang 2002 gemacht: Die Bundesregierung erließ zu diesem Zeitpunkt die „Verordnung über die berufliche Fortbildung im Bereich der Informations- und Telekommunikationstechnik (IT-Fortbildungsverordnung). Zielgruppen des neuen Systems sollten neben den Absolventen der vier IT-Ausbildungsberufe Quereinsteiger ohne formale Qualifizierung sein. Die Weiterbildungslandschaft im IT-Bereich war zuvor durch zunehmende Unübersichtlichkeit gekennzeichnet. Um dieser Entwicklung entgegenzuwirken, wurden in diesem neuen Gesetz auf drei verschiedenen Qualifikationsebenen, nämlich den IT-Spezialisten, den operativen Professionals und den strategischen Professionals insgesamt 35 Abschlüsse entwickelt (Meyer, 2006, S. 5). Für die beiden oberen Qualifikationsebenen gelten Rechtsverordnungen des Bundes; nach §§ 46 BBiG müssen hier Nachweise der beruflichen Qualifikation durch Prüfungen an einer IHK erbracht werden. Davon sind zwei Berufsprofile mit Qualifikation für Leitungsfunktionen auf der Ebene von Strategischen Professionals und vier Berufe mit Qualifikation für mittlere Fach- und Führungskräfte auf der Ebene von operativen Professionals betroffen. Die unterste Ebene des Weiterbildungssystems mit 29 Spezialistenprofilen fällt nicht unter das Berufsbildungsgesetz. Statt einer IHK-Prüfung erfolgt eine Personenzertifizierung entsprechend europäischer Normen.

Folgende Standards des IT-Weiterbildungssystems gelten als innovativ und können deshalb für die Transformation in andere Bereiche der Berufsbildung eine wichtige Rolle spielen:

- Innerhalb einer Branche wurde mit der Definition und Zertifizierung von Abschlüssen eine Einheitlichkeit und Transparenz erzielt, die ein hohes Maß an Flexibilität und Mobilität ermöglicht. Gleichzeitig wurde das Prinzip der Universalität gewahrt, das die Dominanz betrieblicher Partikularinteressen einschränkt und das in der deutschen Berufsbildung ein grundlegendes Prinzip ist.

- Es wurde ein Beitrag geleistet zur Durchlässigkeit des Bildungssystems in Deutschland, da die Anordnung der Berufe auf unterschiedlichen Niveaus die Realisierung individueller Entwicklung und Karrierewege zulässt. Seiten- und Wiedereinstiege sind möglich, was zur Aufhebung der traditionellen Begrenzungen von Ausbildungsberufen beiträgt.

- Durch die Zertifizierung kann die Anerkennung beruflicher Abschlüsse und die Zulassung zum Hochschulstudium erleichtert werden; auch das trägt zur Durchlässigkeit des Berufbildungssystems bei.

- Durch die Leistungspunktbewertung nach dem Europäischen Credit-Transfer-System erfolgt eine Anlehnung an international anerkannte Bildungs- und Qualifikationsstandards, womit die IT-Weiterbildung auch als Vorbild für andere Branchen im Zuge des Bologna-Prozesses gelten kann (Meyer 2006, S. 6).

Das BIBB beschäftigte sich mit der Entwicklung und Anwendung eines Instrumentariums für die Ermittlung qualitativer Leistungspunkte am Beispiel der IT-Weiterbildung und legte erste Ansätze zur Anrechnung von beruflich erworbenen Qualifikationen und Kompetenzen und damit der Durchlässigkeit in den Hochschulbereich vor (Mucke 2004, S. 13, siehe auch: Mucke/Grunwald 2004). Ziel des Vorhabens war es, die Annahme zu überprüfen, dass die Qualifikationen und Kompetenzen, die im Rahmen der aufeinander aufbauenden IT-Weiterbildungsstruktur abschlussbezogen erworben werden können, weitgehend vergleichbar sind mit jenen, die in konsekutiv gestalteten hochschulischen Studiengängen im Bereich der Informatik herausgebildet werden.

Es wurde sowohl eine quantitative als auch eine qualitative Bewertung der in IT-Arbeitsprozessen erworbenen Qualifikationen und Kompetenzen vorgenommen, um eine angenommene Äquivalenz und damit die Vergleichbarkeit mit hochschulisch erworbenen Qualifikationen und Kompetenzen belegen zu können. Letztlich ging es darum, die in der IT Fortbildungsverordnung von 2002 festgelegten beruflichen Qualifikationen und Kompetenzen anhand detaillierter Aussagen zum a) durchschnittlichen Aufwand und den Methoden des Erwerbs, b) dem Qualifikations- und Kompetenzniveau sowie c) durch Zuweisung von entsprechenden Leistungspunkten zu bewerten. Dabei erfolgte eine Orientierung am hochschulischen Creditmodell ECTS und am Credit-Rahmenwerk Baden-Württemberg (Roscher/Sachs 1999), da nur so der Befürchtung einer indirekten Niveauabsenkung hochschulischer Standards entgegengewirkt werden konnte (Mucke 2004, S. 14). Es wurden drei Eckpunkte des Instrumentariums festgesetzt: das Standard-Lern- und Arbeitsergebnis als Hilfsgröße, die dafür benötigte angenommene Lern- und Arbeitszeit und das Niveau/*level* des Standard-Lern- und Arbeitsergebnisses.

Das *Standard-Lern- und Arbeitsergebnis* beschreibt, was die Person zum Erwerb eines Punktes mindestens wissen oder verstehen muss oder welche Qualifikationen/Kompetenzen sie für die Ausübung einer bestimmten Tätigkeit besitzt.

Die *Lern- und Arbeitszeit* ist die geschätzte Zeit, die eine Person im Durchschnitt benötigt, um eine definierte Qualifikation/Kompetenz zu erreichen, bezogen auf Zeitstunden (= 60 Min). Sie umfasst alle Aktivitäten, die zum Erwerb von Kenntnissen, Fertigkeiten und Fähigkeiten führen, wie „Kontaktstunden" mit einer Lehrperson, Präsentationen, Teambesprechungen, praktische Zeiten/Prozesszeiten, E-Learning/selbstgesteuertes Lernen und Prüfungen.

Das *Niveau* umschreibt den operativen Kontext, in welchem die Kompetenzen einzusetzen sind und bringt den Grad der Anforderungen und deren Komplexität sowie das Maß der notwendigen Verantwortlichkeit/Selbstständigkeit beim Ausüben einer Tätigkeit zum Ausdruck. Hier wird zwischen vier Niveaustufen unterschieden, für deren Beschreibung Im BIBB-Vorhaben 11 Kriterien maßgebend waren. Sie stammen aus dem Credit-Rahmenwerk Baden-Württemberg. Für die Äquivalenzfeststellung und Anrechenbarkeit von Lern- und Arbeitsleistungen ist die Bewertung des Grades der erworbenen Qualifikation/Kompetenz (Niveau/*level*) grundlegend.

Gegenstand der BiBB-Untersuchung war zunächst die operative Professional-ebene, die hochschulisches Bachelor-Niveau erreichen soll. Letztlich ergab die Auswertung, dass sich diese Leistungspunkte bei allen 4 operativen Professionals zumeist auf dem *level* 2 und 3 bewegen. Aus der Verteilung geht hervor, dass sich die Prüfungsanforderungen der operativen Professionals auf hochschulischem Bachelor-Niveau bewegen. Nach dem Credit-Rahmenwerk Baden-Württemberg sind für einen Bachelor-Abschluss Leistungspunkte zu je einem Drittel auf dem *level*/Niveau 2 und 3 notwendig (Roscher/Sachs 1999, S. 46). Bezogen auf die Qualifizierung vom IT-Spezialisten zum operativen Professional sind diese Nivauanforderungen offenbar erfüllt.

Nach Ansicht von Mucke ist als Schlussfolgerung dieser Auswertung festzustellen, dass

- eine Anrechung beruflicher Lernergebnisse aus ökonomischen Gründen sinnvoll sein kann, sowohl für den einzelnen als auch in Hinblick auf die Optimierung von Bildungswegen in beiden Bildungsbereichen, weil dies längerfristig zu einer effizienten Organisation eines Systems des lebensbegleitenden Lernens führt

- damit der wachsenden Bedeutung der beruflichen Fortbildung Rechnung getragen wird, deren Angebot hinsichtlich des Qualifizierungsumfanges und Niveaus offensichtlich nicht oder nicht weit hinter den Anforderungen der Hochschulen zurückstehen

- weil Hochschulen durch Äquivalenzfeststellungen ihre Profile schärfen und sich entsprechend dem Bedarf am Arbeitsmarkt weiterentwickeln können (Mucke 2004, S. 15).

Dieses Projekt ist erstaunlich wenig diskutiert worden, obwohl seine Ergebnisse als entscheidende Argumentationsgrundlage dafür dienen sollen, im berufsbildenden System weitreichende Veränderungen einzuleiten. Ob die gleichen Schlussfolgerungen für eine Vielzahl von Ausbildungs- und Weiterbildungsgängen sowie von Studiengängen überhaupt gezogen werden können, müsste zunächst genauer untersucht werden. Ochsenbein konstatiert, dass mit diesem Projekt noch kein Versuch vorliegt, „die neuen Profile mit der ECVET-Methodik in ein Verhältnis zu den im EU-Raum bestehenden Ausbildungen zu setzen" (Ochsenbein 2007, S. 11). Vertrauensfördernd wirkt außerdem nicht, dass die am IT-Projekt beteiligten Akteure des Bundesinstituts für Berufsbildung in mehreren Veröffentlichungen behaupten, nach dem Credit-Rahmenwerk Baden-Württemberg wäre ein Drittel der Studienzeit in Bachelorstudiengängen auf *level* 1 vorzusehen (Mucke 2004, S. 14, Grunwald 2006, S. 75); dies ergibt sich aus dem Rahmenwerk keinesfalls. Dort ist vielmehr offen gelassen, ob überhaupt auf level 1 Angebote vorzusehen sind; sie werden nämlich eher dem unterhalb der hochschulischen Niveaus liegenden Bereich zugeordnet. Was die Zuweisung von Credits betrifft, lehnen die Autoren ein rein rechnerisches Zuweisungsverfahren ausdrücklich ab und betonen, dass dies Gegenstand wissenschaftlicher Beurteilungsverfahren sein müsse (Roscher/Sachs 1999, S. 38).

Zusammenfassung und Kritik: Der Modellfall IT-Weiterbildung gilt als entscheidender Schritt bei den Bemühungen um die Etablierung eines Leistungspunktesystems an der Schnittstelle von beruflicher Weiterbildung zum hochschulischen Bildungsbereich und damit auch in der Diskussion um die Vergleichbarkeit beruflicher Qualifikationen und Kompetenzen mit jenen, die im hochschulischen Bildungsbereich erworben werden können. Diese Einschätzung scheint besonders von den Akteuren in der Berufsbildung geteilt zu werden. Ob dies auch verbreitete Meinung an den Hochschulen ist, kann bezweifelt werden; für die Bedeutung, die dem Modellfall vor allem seitens des BIBB zugemessen wird, scheint es wenig diskutiert zu werden, es sei an die von Rauner konstatierte Sprachlosigkeit erinnert. Das Projekt ANKOM des BMBF, auf das am Schluss dieses Kapitels eingegangen wird, beruht zum großen Teil auf den Ergebnissen des Modellfalls und bezieht auch den Weiterbildungsbereich sowie Studiengänge aus dem Gesundheits- und Pflegebereich mit ein.

7.2.2 Das APEL-Verfahren

Die oben erwähnten Assessment- und Anrechnungsverfahren in den Vereinigten Staaten und Großbritannien werden als „APL-Verfahren" (APL = Accreditation of Prior Learning) bezeichnet. Bei ihnen geht es einerseits um die Anrechnung von Kompetenzen auf bestimmte Studieninhalte, andererseits um den Zugang zu höheren Bildungsinstitutionen für jene Personengruppen, die formal über keine Hochschulzugangsberechtigung verfügen (Piotrowski et. al 2006, S. 3). Hierbei lässt sich unterscheiden zwischen APEL für den Hochschulzugang (APEL for access) und APEL für die Zuerkennung von Kreditpunkten (APEL for credit, auch APCL genannt) und damit für die Einstufung in einen Studiengang bzw. für die Anrechnung von Modulen.

Beim APCL-Verfahren geht es um die Anerkennung von Lernergebnissen aus dem Bereich der formalisierten Aus-, Fort- und Weiterbildung. Zeugnisse oder Zertifikate können zur Begutachtung ihrer Gleichwertigkeit mit den im angestrebten Bildungsgang zu erwerbenden Qualifikationen eingereicht werden. APEL dient der Bewertung und Anerkennung von außerhalb formalisierter Bildungsgänge erworbenen Lernergebnissen. Die etwaige Anrechnung erfolgt auf der Grundlage der Bewertung individuell vorhandener Kompetenzen im Rahmen einer Einzelfallprüfung. Die konkrete Gestaltung von APEL sowie von APCL-Verfahren variiert zum Teil erheblich zwischen Institutionen und Bildungssystemen (Piotrowski et. al 2006, S. 3).

Für einen formativen Ansatz, bei dem es eher um Assessment geht, gelten Portfolios als geeignet, manchmal kommen auch Interviews und praktische Prüfungen zum Einsatz. (Bei einem Portfolio geht es um die Darstellung des Lernstandes durch die Lernenden selbst, siehe Glossar.) Bei einem summativen Ansatz, bei dem es um Accreditation geht, bieten sich eher Prüfungen an (Hannken-Illjes/Lischka, a.a.O., S. 31f.).

Hannken-Illjes/Lischka beschreiben mehrere Szenarien zur Anerkennung informellen und nichtformalen Lernens im Hochschulbereich mit ihren jeweiligen Vor- und Nachteilen. Bei zwei dieser Szenarien spielen Portfolios eine Rolle.

DER PORTFOLIOANSATZ

Der Vorteil eines reinen Portfolioverfahrens mit anschließendem Beratungsgespräch liegt darin, dass die Hochschule den Grad der Formalisierung des Verfahrens selbst wählen kann. Ein weiterer Vorteil für die Kandidaten besteht darin, dass durch die Portfolioerstellung ein Reflexionsprozess über den eigenen Lernweg in Gang gesetzt wird. Der Nachteil: Ein reiner Portfolioansatz kann über die Aktualität von Wissen und Kompetenzen kaum Auskunft geben.

DER KOMBINIERTE PORTFOLIO-/PRÜFUNGSANSATZ

Der Vorteil eines kombinierten Modells liegt darin, dass sich hier formative und summative Aspekte verbinden lassen. Durch die Portfolioerstellung und die Reaktion auf das Portfolio erhalten die Kandidaten die Möglichkeit, ihren Lernweg einzuschätzen und ihre Lernzukunft zu planen. Die eher summativ orientierte Feststellung von Fähigkeiten und Wissen hingegen ermöglicht die Anerkennung und Akkreditierung bereits erworbener Kompetenzen und vorhandenen Wissens.

Nachteil an diesem Modell ist der erhöhte Aufwand, der durch die Prüfungen entsteht. Obwohl sich Portfolio und auch Prüfungsverfahren bis zu einem gewissen Grad formalisieren lassen, beansprucht das Verfahren erhebliche personelle Kapazitäten zur Beratung und Auswertung.

DER REINE PRÜFUNGSANSATZ

Einer der Vorteile eines reinen Prüfungsansatzes besteht darin, dass das Verfahren relativ formalisiert ablaufen kann. Ein weiterer Vorteil ist, dass in diesem Fall nur das aktuell belegbare Wissen und Können festgestellt und angerechnet wird.

Sein Nachteil: er ist rein summativ ausgerichtet ist und entspricht damit nicht dem Grundgedanken lebenslangen Lernens, Lerner/innen in ihrer Entwicklung zu fördern. Verschiedenartigkeit von Kompetenzen kann so nur sehr bedingt Rechnung getragen werden (a.a.O.).

Die Integration von Verfahren zur Anerkennung außerhalb des Hochschulwesens erworbener Kenntnisse und Fähigkeiten und einem Credit-System scheint grundsätzlich möglich. Da APEL-Verfahren und lebenslanges Lernen durch einen Kompetenzansatz bestimmt sind, müssen die Credits qualitativ bestimmt sein. Hier ist zu überlegen, ob die Berechnung von Learning outcomes den Vorrang vor der genauen Abbildung der *workload* haben sollte. Das Problem der Learning outcomes allerdings ist ihre potenzielle Kleinteiligkeit und die damit verbundene Gefahr der curricularen Aufsplitterung. In England werden im System der Berufsbildung manchmal Qualifikationen in 1000 zu erwerbende Kleinstkompetenzen zersplittert. Der *workload*-Ansatz mit genauer Beschreibung von tatsächlich aufgewandter Studienzeit (z. B. mittels Lerntagebuch) konzentriert sich jedoch nicht auf die Kompetenzen als Learning outcomes (a.a.O., S. 39).

Das Credit Rahmenwerk (Roscher/Sachs 1999) beinhaltet beide Komponenten in seinem Ansatz eines Leistungspunktsystems. Ein Kandidat wird geprüft und erst bei bestandener Prüfung bekommt er die vorher festgelegten Credits zuerkannt. Darüber hinaus könnte man überlegen, ob z. B. *soft skills* in einem Assessment-Verfahren nachzuweisen wären. Da das ECTS-System an den Hochschulen gut eingeführt und bekannt ist, könnten Überlegungen in die Richtung gehen, dieses mit Learning outcomes zu verbinden.

In diesem Zusammenhang sind aber noch weitere Probleme zu lösen wie z. B. das Aufstellen von Regeln zur Erstellung lesbarer Portfolios; außerdem müsste es bei der Implementierung eines solchen Systems möglich sein, dass die Kandidat/innen bei der Einstufung in ein bestimmtes Semester auch die bis dahin normalerweise erreichte Anzahl an *credits* zuerkannt bekommen.

Nach Hannken-Illjes/Lischka sollen APEL–Verfahren im Hochschulbereich sich an folgenden allgemein gefassten Anregungen orientieren und beachten

- dass APEL-Verfahren politischer und institutioneller Unterstützung bedürfen
- dass die Hochschulen die rechtlichen Möglichkeiten des Hochschulzugangs für Personen ohne Hochschulzugangsberechtigung ausschöpfen sollten
- dass die notwendige Akzeptanz von APEL Verfahren sich auch erreichen lässt, indem an bereits genutzte Verfahren angeknüpft wird
- dass die Bestimmung der Verfahren und der *learning outcomes* bei den Fächern und nicht bei den Hochschulen liegt (hier bieten sich hochschulübergreifende Kooperationen an)
- dass an die Stärke der Einzelfallprüfung angeknüpft werden kann (Hannken-Illjes/Lischka, S. 35)

7.2.3 DAS PROJEKT WAWIP

Das Projekt WAWIP („wechselseitige Anerkennung vorgängig erworbenen Wissens in der Pflege") das im Rahmen des BLK-Modellversuchsprogramms „Weiterentwicklung dualer Studiengänge im tertiären Bereich" als kooperatives Projekt von der Hochschule Fulda und der Universität Kassel durchgeführt wurde, kann hier als Beispiel für ein APL-Verfahren in einem Pflegestudiengang dienen

Das Projektkonzept sollte folgende Gegebenheiten integrieren:

- Überlegungen zur Einstufung und Zertifizierung von Bildungsleistungen aus dem Brügge-Kopenhagen-Prozess

- die Beachtung von Problemen, die sich aus den Inkompatibilitäten aktueller deutscher Pflegebildungsstrukturen ergeben. In diesem Projekt musste berücksichtig werden, dass die Hochschule Fulda zwar einen Bachelor-Pflegestudiengang als Erstausbildung anbietet, dessen Absolventen aber anschließend den Bedingungen der Pflegeausbildungsgesetzgebung entsprechend mindesten ein Jahr eine Fachausbildung an einer Gesundheits- und Krankenpflegeschule anschließen müssen, um die Berufszulassung zu erhalten

- das zu entwickelnde Anrechungsverfahren sollte der Stufenlogik des neuen Studiengangssystems folgen

- es sollte der Realität weiblicher Biografien und den eher atypischen Bildungskarrieren im Berufsfeld Pflege gerecht werden

- es sollte prinzipiell auf andere Berufsfelder und Studienbereiche übertragbar sein (Piotrowski et. al., S. 3).

Es wurde ein Portfolio-Assessment-Verfahren gewählt. Portfolio wurde hier definiert als „eine Sammlung von Dokumenten …, die von der antragstellenden Person selbstständig zusammengestellt wird und in der für die Anrechnung relevante Fertigkeiten und Kompetenzen des/der Antragsteller/in repräsentiert werden sollen" (a.a.O., S. 3). Das Portfolio-Assessmentverfahren integriert Elemente sowohl aus dem APCL als auch aus dem APEL-Verfahren, indem sowohl in der beruflichen Tätigkeit als auch außerberuflich erworbene Kompetenz ungeachtet der Herkunft in das Verfahren eingebracht werden können. Im Kontext der Anrechnung auf Studienbereiche bilden die Module des jeweiligen Studiengangs die Bezugsgröße und ökonomische Einheit der Äquivalenzbewertung.

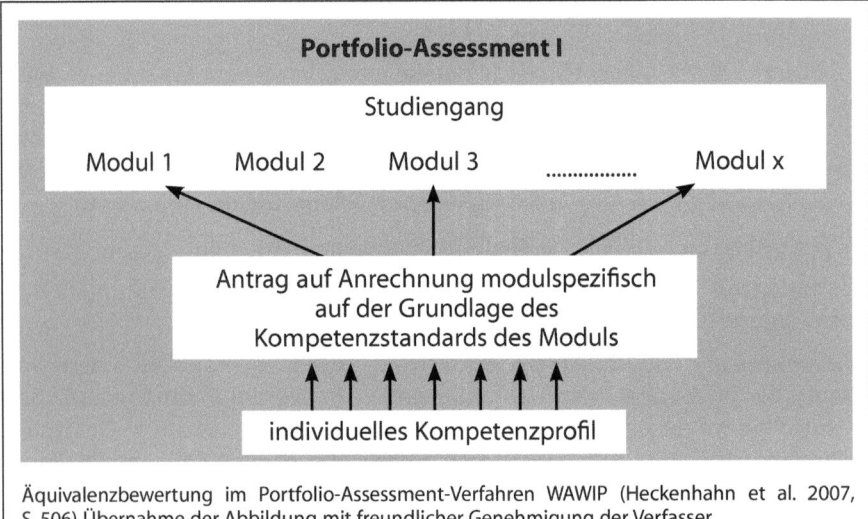

Äquivalenzbewertung im Portfolio-Assessment-Verfahren WAWIP (Heckenhahn et al. 2007, S. 506) Übernahme der Abbildung mit freundlicher Genehmigung der Verfasser

Das Verfahren besteht im Wesentlichen aus drei Komponenten: dem Portfolio-Development, der Portfolio-Assistance und dem eigentlichen Portfolio-Assessment.

Portfolio-Development: Hier wählt die antragstellende Person in einem überwiegend selbstgesteuerten Prozess, unter (berufs-)biografischer Perspektive solche Lernerfahrungen aus, die sie selbst als äquivalent den im entsprechenden Studienmodul ausgewiesenen Kompetenzen betrachtet. Sie muss dann ihre Fähigkeiten, Kenntnisse und Kompetenzen, die als Folge der jeweiligen Lernerfahrungen entwickelt wurden, systematisch schriftlich darstellen. Darüber hinaus geht es auch um die Reflexion des Gelernten. Jede im Portfolio ausgewiesene Kompetenz wird mit Hilfe selbst ausgewählter überzeugender Referenzen hinterlegt.

Portfolio Assistance: Es bedeutet, dass die Antragsteller während des gesamten Verfahrens begleitet und beraten werden.

Portfolio-Assessment: Das eingereichte Portfolio wird im Rahmen des Portfolio-Assessments in der Regel von der/dem zuständigen Modulverantwortlichen begutachtet. Dieser spricht seine Empfehlung an den Prüfungsausschuss aus, der dann über die Anrechnung entscheidet. Wird ein Modul angerechnet, so zertifiziert der Studienabschluss, dass die/der Studierende über die innerhalb des Moduls zu erwerbenden Kenntnisse und Kompetenzen verfügt in gleicher Weise, als wenn die/der Studierende das Modul belegt und erfolgreich absolviert hätte (a.a.O. S. 4).

Die vorläufige Auswertung des Portfolio-Assessmentverfahrens ergab, dass sich die Aufgabe für die Antragsteller/innen als äußerst ungewohnt erwies. Die Projektverantwortlichen schlussfolgerten jedoch, dass „eben gerade dieser reflexiv-analytische und mühevolle Prozess sowohl als ein von der konkreten Antragssituation abgelöster Lernprozess zu sehen ist als auch besonders dafür geeignet scheint, verfügbare Kompetenzen sichtbar zu machen" (a.a.O.,S. 8). Ein Problem dürfte der erhebliche Zeitaufwand sein, der sich aus der intensiven Begleitung und Hilfestellung bei der Antragstellung und der Darlegung und Reflexion der eigenen Kompetenzen und Fähigkeiten einschließlich der Zuordnung zu den Kompetenzstandards der Module ergibt. Die Antragstellerinnen selbst bewerteten jedoch die Möglichkeit der Anerkennung ihrer persönlichen Kompetenzen im Sinne eines lebenslangen Lernens positiv. Bemerkenswert ist noch, dass die Verfahren nicht zu einer Verkürzung der individuellen Studiendauer führten, sondern zur Entlastung der studentischen *workloads*. Für Studierende, die Studium, Erwerbsarbeit und familiäre Verpflichtungen bewältigen müssen, dürfte dies ein erheblicher Vorteil sein (a.a.O., S. 8).

Für die Voraussetzungen für das Verfahren ist nach Meinung der Entwicklerinnen von Bedeutung, dass die Möglichkeit, Kompetenzen transparent, bewertbar und letztlich zertifizierbar zu machen, von ihrer Kodifikation und Standardisierung abhängt. Voraussetzung für die kompetenzbezogene Äquivalenzbewertung ist die Entwicklung von Modulbeschreibungen, die nicht inputorientiert sind, sondern die innerhalb des jeweiligen Moduls angestrebten Lernergebnisse dokumentieren. In einer ersten Projektphase wurden deshalb für die Studienmodule des Bachelor-Studiengangs Pflege der HS Fulda sowie des kooperativen Master-Studiengangs Pädagogik für Pflege und Gesundheitsberufe der Universität Kassel und der Hochschule Fulda Qualifikationsziele erarbeitet und auf ihre handlungsbezogenen Ziele hin in Form von Kompetenzstandards konkretisiert (Grewe/Piotrowski 2006, S. 53-64).

Als zentrale Aspekte für die Formulierung von Kompetenzstandards gelten nach Oser (2001, S. 215) Anerkennung, Normierung im Bezugssystem und Qualitätssicherung.

- Anerkennung bedeutet, dass viele ähnliche Institutionen ein hohes Gewicht auf die Ausbildung derselben komplexen und berufsspezifischen Kompetenzen legen.
- Unter „Normierung im Bezugssystem" ist die Festlegung einer minimalen Zahl solcher Kompetenzen zu verstehen, die im Diskurs der Fachleute Akzeptanz finden.
- Qualitätssicherung meint die Validität und Reliabilität, mit der eine Kompetenz im Feld nachgewiesen werden muss, damit man von Kompetenzbeherrschung sprechen kann (Grewe/Piotrowski 2006, S. 57).

Kriterien für die Qualitätssicherung aufzustellen ist problematisch. Kompetenz ist nur über sichtbare Handlungsformen festzustellen, also nur über die eher unvollständige Performanz. Performanz ist abhängig von verschiedenen Faktoren, beispielsweise vom Kontext, von der zur Verfügung stehenden Zeit oder der persönlichen Disposition. Der Begriff Kompetenzstandards schließt mehrere sich gegenseitig bedingende Konzepte ein. Nach Piotrowski et al. geht es „… um Dispositionen (und damit immer um individuelle, kreative, reflexive Prozesse), Performanz und Standardisierung (d.h. Überprüfbarkeit). Ein Kompetenzstandard beschreibt sicher und effizient ausgeführte Performanz, darüber hinaus aber auch Dispositionen, die nur in einem reflexiven Prozess erkennbar werden. Er wird sowohl für eine professionelle Kompetenz im Sinne auszuführender Handlungen als auch für deren optimale Erreichung entsprechend begründeter Auswahl von Optionen verwendet. Seine Beschreibung zielt auf eine besondere Qualität bzw. ein bestimmtes Niveau ab; gleichzeitig wird akzeptiert, dass es erreichbar ist" (Piotrowski et al., S. 6). Kompetenz impliziert Handeln; das scheint inzwischen Konsens nicht nur in der beruflichen, sondern auch in der hochschulischen Bildung zu sein (KMK 2005). Deshalb ist bei der Formulierung von Kompetenzstandards die berufliche Handlung zum Ausgangspunkt zu nehmen. Im Projekt WAWIP wurde für die Formulierung von Kompetenzstandards der Europäische Qualifikationsrahmen zugrunde gelegt. Das Konstrukt der Kompetenzorientierung wirft aber eine Reihe von Problemen auf, die die Entwickler des WAWIP-Modells benennen:

Im Hochschulbereich orientiert sich die Wahl der Lehrinhalte an Wissenselementen, die zum einen Bestandteil eines bestimmten Faches sind und zum andern für eine bestimmte Berufsgruppe als bedeutsam angesehen werden. Außerdem müssen sie in deren Abstraktions- und Schwierigkeitsgrad für die betreffenden Studierenden bzw. für den zu erreichenden Abschluss angemessen sein. Die Sequenzierung und Vermittlung der Lehr/Lerninhalte folgt insofern ebenfalls der Fachsystematik, dass die Inhalte in der Regel nach abstrakten, lernpsychologisch begründeten Prinzipien (wie z. B. vom Einfachen zum Komplexen, vom Spezifischen zum Allgemeinen) angeordnet werden. Auch die Wissenschaft gilt als normativer Bezugspunkt für die Curriculumkonstruktion. Typische Merkmale: ein hoher Abstraktionsgrad und die durch überprüfbare Methoden „gesicherte Objektivität". Wissenschaftliches Wissen erscheint als Kanon gewonnener Erkenntnisse, deren Bezug zu konkreten Problemen nicht mehr unmittelbar ersichtlich ist. Das Subjekt wird vielmehr mit Regeln, Normen und Fakten konfrontiert. Damit basiert wissenschaftlich-technologisches Wissen auf einer doppelten Abstraktion von lebensweltlichen Kontexten: Statt an konkret erfahrbaren Situationen knüpft diese Form des Wissens an verallgemeinerten Erkenntnissen und Problemen an. Darüber hinaus liegen auch die Methoden der wissenschaftlich-technologischen Problembearbeitung wie z. B. die Modellbildung, die Explikation und die Überprüfung, in dieser abstrahierten Form vor. Curriculumkonstruktion geht einher mit einer institutionengebundenen konsensfähigen Vorstellung, welche systematisierten Lehrinhalte in einem Studium zu vermitteln seien (Clement 2003, nach: Piotrowski et al., a.a.O., S. 7).

Die Orientierung an berufsrelevanten Handlungen folgt eine andere Logik. Die Inhalte stehen in Bezug zum Tätigkeitsbereich, das Lernen bzw. der Kompetenzerwerb steht in direkter Beziehung zu einer unterstellten Nützlichkeit bzw. Sinnperspektive für das berufliche Handeln. Kompetenzstandards bilden im Sinne eines integrativen Verständnisses einen Konnex zwischen Theorie und Praxis ab: So schreibt Oser: „Standards sind komplexe, berufliche Kompetenzen, die zu theoriegeleitetem Handeln werden, dies weil ein Bezug zur Wissenschaft und Forschung einerseits besteht und weil andererseits eine analysierte und dadurch kritisch reflektierte Praxis diese Praxis erst ermöglicht." (Oser 2001, S. 224f.) Nach Meinung der WAWIP-Projektverantwortlichen folgt daraus dass die Formulierung von Kompetenzstandards im Hochschulbereich abhängig ist von klar umrissenen Berufsbildern. Wenn dem Studiengang solche nicht zugrunde liegen (polyvalente Studiengänge, Studiengänge, bei denen noch unklar ist, wie die zukünftigen Arbeitsfelder der Absolventen ausgerichtet sein werden) müsste sich die Darstellung zur Fähigkeit und zur Bewältigung von Handlungssituationen auf sehr viel abstraktere Situationsbeschreibungen beziehen (a.a.O., S. 8). Im Text findet sich ein Beispiel für die Formulierung eines Kompetenzstandards (a.a.O., S. 79): Bei seiner Ausformulierung sind nach Angaben der Autoren folgende Dinge zu beachten:

Eine zu enge Eingrenzung von Kompetenzstandards z. B. auf Teilhandlungen, Spezialisierungen oder bestimmte Produkttypen führt zu einer Überlast an entsprechenden Zertifikatsprüfungen. Zudem haben solch kleinteilig angelegte Kompetenzen in der Regel eine kurze Halbwertzeit und müssen häufig revidiert werden. Sind Kompetenzen andererseits sehr offen und allgemein gehalten, leidet die Überprüfbarkeit und damit die Verlässlichkeit und Akzeptanz des Standards. Deshalb haben sich die WAWIP-Projektverantwortlichen für die Beschreibung eines mittleren Konkretionsgrades von Kompetenz entschlossen:

- Die berufliche Handlung, auf die sich ein Kompetenzstandard bezieht, ist diejenige Funktion, die eine Person im Arbeitsprozess übernimmt, d.h. wenn mehrere Personen arbeitsteilig an ihr beteiligt sind (z. B. „Pflegerisches Entlassmanagement"), muss sie kleiner geschnitten werden.

- Die berufliche Handlung muss eine vollständige sein, d.h. die Schritte Planung, Ausführung und Evaluation beinhalten, wobei auch die Planung einer Handlung eine vollständige Handlung im Sinne von Planung, Durchführung und Evaluation sein kann.

- Die berufliche Handlung muss der Beschäftigungsfähigkeit (employability) dienen, d.h. auf dem Arbeitsmarkt verwertbar sein.

- Die berufliche Handlung muss an einer breiten Palette von Arbeitsplätzen benötigt werden. Es sollen keine betriebs- oder produktspezifischen Kompetenzstandards entwickelt werden, die Mobilität letztlich eher behindern als unterstützen (a.a.O., S. 6).

Im nächsten Schritt wurden diejenigen Fertigkeiten (skills) benannt, die für die Durchführung beruflicher Handlungen notwendig sind. Unter Fertigkeiten wird hier funktionale Kompetenz, die zur Ausübung einer konkreten Tätigkeit erforderlich ist, verstanden. Die Fertigkeiten bezeichnen somit Teilkompetenzen bzw. Teilhandlungen eines Kompetenzstandards. Den einzelnen Fertigkeiten bzw. Teilhandlungen lassen sich nun Kenntnisse zuordnen. Es werden hier die Kenntnisse benannt, die zur Ausführung der beruflichen Handlung auf einer bestimmten Niveaustufe des Qualifikationsrahmens notwendig sind. Zu berücksichtigen sind dabei

- Faktenwissen

- konzeptuelles Wissen und

- Kontextwissen.

Kompetenz wurde im WAWIP- Verfahren differenziert in Selbstständigkeit, Verantwortung, Lernkompetenz, Kommunikationskompetenz, soziale Kompetenz, fachliche und berufliche Kompetenz.

Nach der Beschreibung einzelnen Kriterien für den Kompetenzstandard wurden die Inhalte mit dem EQR abgeglichen. Dieser Abgleich sollte dazu führen, dass der Kompetenzstandard möglichst einem Qualifikationsniveau zugeordnet werden konnte. Bevor diese formulierten Kompetenzstandards als Grundlage für das Assessment-Verfahren dienten, mussten sie in umfangreichen Validierungs- und Evaluationsprozessen mit verschiedenen Akteuren (Fachkollegien, Expertenrunden aus dem Praxisbereich) geprüft und schließlich verabschiedet werden. Die Vorteile der Attestierung von Kompetenzniveaus sind für die Beteiligten folgende: für die Weiterbildungsträger ergäben sich Positionierungsvorteile am Markt, für die Teilnehmer Sicherheit des Wertes ihrer Leistungen, für die Hochschulen Vereinfachung der Anerkennung nachweislich auf dem jeweiligen Studiengangniveau erbrachter Leistungen aus der Weiterbildung (Grewe/Piotrowski 2006, S. 63).

Voraussetzung für beispielsweise eine Pauschalanerkennung derartiger zertifizierter Bildungsleistungen durch Hochschulen wäre die Einheitlichkeit externer Qualitätssicherung der entsprechenden Bildungsangebote im Sinne einer Akkreditierung durch autorisierte Agenturen analog des Verfahrens der Akkreditierung von Studiengängen (Grewe/Piotrowski 2006, S. 62).

Zusammenfassung und Kritik: Das Portfolio-Assessment-Verfahren und das Vorgehen bei den zu entwickelnden Kompetenzstandards sind klar beschrieben und können Interessenten als Handreichung dienen. Im Rahmen der besprochenen Nachteile zeigt sich das generelle Problem der Kompetenzdarstellung und Beschreibung in der Weise, dass in vielen Studiengängen die Ausformung der Berufsbilder, für die die Studierenden ausgebildet werden, nicht endgültig ist, sondern einem immer schnelleren Wandel unterliegen dürften. Das gilt vermutlich für den Studiengang Pflegemanagement, dem überdies kein klar umrissenes Berufsbild zugrunde liegt, da die Einsatzgebiete für die Absolventen stark variieren. Nachteilig ist der für kleine Hochschulen kaum leistbare hohe personelle Ressourceneinsatz, der zunächst bei der Beschreibung der Kompetenzstandards, dann auch während der Einzelfallprüfung bei der Begleitung der Antragstellerinnen zu erbringen ist. Studiengangabhängig könnte sich ein Test als sinnvoll erweisen.

7.2.4 Das Projekt ANKOM

2002 fasste die KMK einen Beschluss zur Anrechnung von außerhalb des Hochschulwesens erworbenen Kenntnissen und Fähigkeiten auf ein Hochschulstudium: Danach können außerhalb des Hochschulwesen erworbene Kenntnisse und Fähigkeiten höchstens 50 % eines Hochschulstudiums ersetzen (KMK 2002).

Mit der Absicht, die bildungspolitischen Bemühungen im Rahmen eines europäischen Leistungspunktesystems zu unterstützen und die Durchlässigkeit zwischen beruflicher und hochschulischer Bildung zu erhöhen, wurde im Jahr 2005 in Deutschland das Projekt ANKOM des BMBF ins Leben gerufen, das im Jahr 2008 ausläuft. Hier geht es nicht um die Gleichwertigkeit der beruflichen und akademischen Abschlüsse, sondern um die Identifizierung und Nutzbarmachung von „Schnittmengen der Lernergebnisse", die in unterschiedlichen Kontexten erworben wurden. Es sollen Wege gefunden werden, wie Kompetenzen aus der beruflichen Aus- und Weiterbildung und der Berufspraxis auf Studienleistungen angerechnet und anerkannt werden sollen. U.a. sollen auf diesem Weg berufliche Qualifikationen im europäischen Kontext aufgewertet werden.

Aus zahlreichen Projektanträgen wurden vom BMBF elf für eine Förderung ausgewählt. Mehrere sind dem Bereich Gesundheit und/oder Pflege zuzuordnen. Die ausgewählten Projektträger arbeiten in Form von Projektverbünden, in denen neben den Hochschulen Vertreter von Weiterbildungseinrichtungen, Arbeitnehmern und Arbeitgebern, Unternehmen als Ausbilder und Praxiseinrichtungen, Kammern als zuständige Stellen sowie Berufsverbände beteiligt sind. Es gibt seitens des BMBF eine wissenschaftliche Begleitung, die Aufgaben der Beratung und Information wahr- sowie eine projektbezogene Prozess- und Ergebnisevaluation vornimmt. Die wissenschaftliche Begleitung moderiert und koordiniert den Austausch zwischen den beteiligten Akteuren sowie den für diese Modellprojekte eingerichteten Ausschuss beim BMBF. Sie formuliert Güte- und Qualitätsstandards für die Anrechnungsverfahren, für den Prozess der Entwicklung der Verfahren und für Öffentlichkeitsarbeit. Die Anrechnungsverfahren, die von den Projekten erarbeitet werden, sollen hinsichtlich dieser Standards evaluiert werden. Mit der Ergebnisevaluation wird angestrebt, einen Referenzrahmen zur Anrechnung beruflicher Kompetenzen auf Hochschulstudiengänge zu entwickeln und somit die Umsetzung eines qualitätsgesicherten Verfahrens zu befördern (http://ankom.his.de).

7.2.4.1 Das ANKOM-Anrechnungsmodell

Als ein Zwischenergebnis wurde im Projekt ANKOM die vorläufige Konzeption eines Anrechnungsmodells mit drei Gestaltungsschritten (A bis C) entwickelt. Diese Konzeption soll im Jahr 2008 überprüft und abschließend ausgewertet werden.

Ausgangsgrundlage der Anrechnung bilden die mit dem Abschluss der Fort- bzw. Weiterbildung formal erworbenen Qualifikationen und Kompetenzen. Einbezogen werden auch diejenigen, die Grundlage und Zugangsvoraussetzung der Fortbildungsprüfung sind, also eine entsprechende Berufsausbildung (einschlägig) sowie Berufserfahrung. Somit fließen auch informelle und nichtformale Kompetenzen in die Anrechnung mit ein.

Hier eine Darstellung des Anrechnungsmodells in Tabellenform:

A Lernergebnis-Ermittlung	B Äquivalenz-Feststellung	C Anrechnungs-Verfahren
Konzeption		
Bestimmung der Lernergebnisse der Fortbildung und des Studiengangs (und aus informellen Lernfeldern)	Methodik zur Feststellung der Äquivalenz (Gleichwertigkeit) von Lernergebnissen aus dem beruflichen mit dem hochschulischen Bereich	Entwicklung eines Anrechnungsverfahrens an der Hochschule: von der Antragstellung bis zur Entscheidung und Dokumentation
Implementation		
Welche Maßnahmen sind erforderlich, um die Konzeption der drei Gestaltungsschritte von Anrechnung (Modell) in ein funktionierendes Verfahren zu überführen? (Praktikabilität)		

Konzeption des Anrechnungsmodells mit seinen Arbeitsschritten, Quelle: Stamm-Riemer (2007)

A. Zur Lernergebnis-Ermittlung:

Für den Äquivalenzvergleich der an verschiedenen Lernorten erworbenen Lernergebnisse wird eine Darstellungsform benötig, die eine Überprüfung der Gleichwertigkeit ermöglicht. Die Dokumentenanalyse zeigte die großen Unterschiede zwischen den Fortbildungscurricula und -prüfungsordnungen sowie den Modulbeschreibungen der Hochschulcurricula.

Die Förderprojekte haben eine Vergleichbarkeit der Lernergebnisse erreicht, indem sie diese je nach Art als Wissen, Fertigkeiten, Qualifikation oder Kompetenz und nach Niveau anhand einer einheitlichen Systematik (d.h. Lernzieltaxonomie, Qualifikationsrahmen, eigene Systematik) beschrieben haben. Die Ergebnisse stellen einen Zwischenschritt dar, an dessen Ende eine Liste erstellt wurde mit outcome-orientierten Beschreibungen des jeweiligen Bildungsbereichs nach denselben Bewertungsmerkmalen.

B. Äquivalenz-Feststellung

Zur Bestimmung von Studienleistungen gleichwertigen Lernergebnissen der beruflichen Aus- und Weiterbildung gingen die Vertreter der verschiedenen Projekte unterschiedliche Wege. Einmal wurden die ermittelten Lernergebnisse (A) durch Expertinnen und Experten anhand eines einheitlichen Bewertungsrasters begutachtet. Es wurden darüber hinaus aber auch komplexe Methoden zur Äquivalenzbewertung entwickelt. Diese anspruchsvolle Herangehensweise ist im hochschulischen Alltag bei den derzeitigen Ressourcen nicht praktikabel. Diese mittels Äquivalenzfeststellungsverfahren und vorgenommenen Äquivalenzprüfungen ermittelten Lernergebnisse ergeben den Nachweis von gleichwertigen „Schnittstellen von Lernergebnissen" aus beruflicher Fortbildung und Hochschulstudium.

C. Anrechnungsverfahren

Zur Implementation außerhochschulisch erworbener Kompetenzen an der Hochschule ist ein Verfahren erforderlich, das mit allen Beteiligten abgestimmt ist und das alle erforderlichen Schritte von der Antragstellung über die Äquivalenzprüfung bis zur Entscheidung und Dokumentation umfasst. Es wurde in den Projekten deutlich, dass sich neben der pauschalen Anrechnung von den durch den Fortbildungsabschluss zertifizierten Qualifikationen und Kompetenzen auch noch darüber hinausgehende individuelle Anrechnungsmöglichkeiten ergeben können. Somit wurden weitere individuelle Kompetenzen (Zusatzqualifikationen, Kompetenzen) als studienrelevant berücksichtigt. Die Anrechnungsverfahren sind dann aus pauschalen und individuellen Elementen kombiniert.

Diese Prozeduren müssten in die Qualitätssicherungssysteme der Hochschulen integriert werden. Um die Gleichwertigkeit der in den verschiedenen Lernkontexten erworbenen Lernergebnisse in Zukunft einfacher und den Qualitätserfordernissen der Studiengangsakkreditierung gerecht werden zu können, wären folgende Anforderungen an das Bildungssystem zu nennen:

- Dokumentation der Lernergebnisse, und zwar sowohl im Berufsbildungs- als auch im Hochschulbereich nach einer einheitlichen Systematik,
- Abkehr vom Input-Ansatz, Lernergebnisorientierung der Aus- und Fortbildungsordnungen (z. B. mittels Qualifikationsrahmen und Lernzieltaxonomien),
- Qualitätssicherung (-ssystem) der Lernergebnisse bzw. der Abschlüsse,
- Tauglichkeit des Äquivalenznachweises für Studiengangakkreditierung.

Bilaterale Vereinbarungen: Anrechnungen lassen sich auch zwischen Trägern der beruflichen Bildung und der Hochschule direkt gestalten.

Von den ANKOM-Projekten haben sich zwei mit der Anrechnung von im IT-Weiterbildungssystem erworbenen Kompetenzen befasst. Aus den Projektergebnissen lassen sich für die Förderung von Anrechnungen in diesem Bereich folgende Empfehlungen ableiten:

- Besetzung des IHK-Prüfungsausschusses mit Hochschullehrenden
- Anreicherung der IT-Dokumentation um wissenschaftliche Reflexion, um den Anforderungen an eine Bachelorarbeit zu genügen.

Zum Zeitpunkt des Erscheinens dieses Bandes sind auch die ausgewerteten Ergebnisse des ANKOM-Projektes verfügbar (Stamm-Riemer et al., 2008).

7.2.4.2 ANKOM-PROJEKTBEISPIEL AUS PFLEGESTUDIENGÄNGEN BIELEFELD

Das Projekt „Ankom Pflegeberufe" – Anrechnung beruflich erworbener Kompetenzen in Gesundheitsberufen auf den Bachelorstudiengang „Pflege und Gesundheit", wird an der Fachhochschule Bielefeld durchgeführt. Hier geht es um die Anrechenbarkeit beruflich erworbener Kompetenzen von Absolventen der „Aufstiegsweiterbildungen" in den Pflegeberufen auf den Bachelor Studiengang Pflege und Gesundheit an der Fachhochschule Bielefeld. Diese Weiterbildungen führen zur Qualifikation für Leitungspositionen innerhalb der Einrichtungen des Gesundheitswesens (Pflegedienstleitung, Stations- und Wohnbereichsleitung). Sie umfassen die Berufe der Gesundheits- und Krankenpflege, Gesundheits- und Kinderkrankenpflege und Altenpflege.

Gemeinsam mit Vertretern aus der Berufspraxis, den beruflichen Bildungseinrichtungen, den Berufsorganisationen und der Berufspolitik sollte ein pauschales

Anrechnungsverfahren entwickelt werden, das als Anteil an einem kombinierten Verfahrens aus pauschaler und individueller Anrechnung zu sehen ist. Dieses Verfahren beruht auf der Feststellung von Äquivalenzen durch die Analyse grundlegender, die jeweiligen Bildungsgänge konstituierenden Dokumente. Die besondere Schwierigkeit liegt darin, dass den Studiengangs- bzw. Lehrgangs-beschreibungen unterschiedliche Dokumente und unterschiedliche inhaltlicher Merkmale zugrunde liegen. Während der Studiengang ein Curriculum aufweist mit Qualifikationsprofil, Studienverlaufsplan und Modulbeschreibungen sind die beschreibenden Merkmale der Weiterbildungslehrgänge in vielfältigen Doku-menten und in unterschiedlichen Zuordnungen aufzufinden.

Es sollte ein Instrument zur Äquivalenzfeststellung entwickelt werden: das vir-tuelle Modul. Parallel dazu soll das Instrument der „virtuellen Strukturen" dazu dienen, Voraussetzungen zur Aufnahme in das Äquivalenzfeststellungsverfahren im Sinne der Qualitätssicherung zu identifizieren und zu prüfen.

Da die Veröffentlichungen hierüber zurzeit (Stand Mai 2008) wenig aussagekräf-tig sind, werden sie an dieser Stelle nicht weiter rezipiert. Unter http://www.hrk-bologna.de/bologna/de/download/dateien/Knigge-Demal.pdf findet sich der aktuelle Stand des Projekts an der FH Bielefeld (23.11.2008) im Internet.

7.3 Zusammenfassung und Diskussion

Im Zuge des lebenslangen Lernens, aber auch im Zuge der aktuellen Entwicklun-gen im Berufsfeld Pflege ist die Diskussion um einen erleichterten Hochschulzu-gang nach Berufsausbildung, Phasen der Berufstätigkeit und Weiterbildung(en) von erheblicher Bedeutung für die Angehörigen der Pflegeberufe. Der Modellfall IT-Weiterbildung gilt als entscheidender Schritt bei den Bemühungen um die Etablierung eines Leistungspunktesystems an der Schnittstelle von beruflicher Weiterbildung zum hochschulischen Bildungsbereich. Das Portfolio-Assessment-Verfahren, das bereits vorher im Rahmen des BLK- Modellversuchsprogramm „Weiterentwicklung dualer Studiengänge im tertiären Bereich" entwickelt wurde, beschreibt das Vorgehen bei zu entwickelnden Kompetenzstandards. Es erläutert u.a. das Problem der Kompetenzdarstellung in den Feldern Wissenschaft und Pra-xis, die in ihren Ausbildungen jeweils unterschiedlichen Handlungslogiken folgen müssen und weist darauf hin, dass das Verfahren nur möglich ist für ausgeformte Berufsbilder. Diese Erkenntnis dürfte vor allem für polyvalente Studiengänge von Bedeutung sein. Ein weiteres Problem stellt auch der hohe personelle Ressour-ceneinsatz dar, der bei der Beschreibung der Kompetenzstandards und während der Einzelfallprüfung zu erbringen ist. Studiengangabhängig könnte sich ein Test ggf. lohnen.

Das Projekt ANKOM des BMBF bezieht ebenfalls den Weiterbildungsbereich sowie Studiengänge aus dem Gesundheits- und Pflegebereich ein. Es geht um Überlegungen zur Anerkennung von Lernleistungen aus der Berufsausbildung (einschlägig) sowie der Berufserfahrung und Weiterbildung. Hierzu wurde das ANKOM-Anrechnungsmodell entwickelt. Die großen Unterschiede zwischen den in Fortbildungscurricula und -prüfungsordnungen sowie den Modulbeschreibungen in Hochschulcurricula enthaltenen Angaben machten die Schwierigkeiten für Äquivalenzbestimmungen deutlich. Weitere individuelle Kompetenzen (Zusatzqualifikationen, Kompetenzen) wurden als studienrelevant berücksichtigt. Eine wissenschaftliche Begleitung formulierte Güte und Qualitätsstands für die Anrechnungsverfahren, für den Prozess der Entwicklung der Verfahren und für die Öffentlichkeitsarbeit. Die Anrechnungsverfahren, die von den Projekten erarbeitet werden, sollen hinsichtlich dieser Standards evaluiert werden. Mit der Ergebnisevaluation wird angestrebt, einen Referenzrahmen *zur* Anrechnung beruflicher Kompetenzen auf Hochschulstudiengänge zu entwickeln und somit die Umsetzung eines qualitätsgesicherten Verfahrens zu befördern. 2008/2009 sollen die Gesamtergebnisse des ANKOM-Projekts veröffentlicht werden. Zwei praktische Vorschläge für eine bessere Verzahnung des berufsbildenden mit dem hochschulischen Bereich stammen bereits aus der IT-Studie: nämlich die Besetzung von Prüfungsausschüssen im Weiterbildungsbereich mit Hochschullehrenden und die Anreicherung bestimmter Module um wissenschaftliche Reflexion, um den Anforderungen an eine Bachelorarbeit genügen zu können.

8. Duale Studiengänge

Zeitgleich zum Brügge-Kopenhagen-Prozess beschloss die Bund-Länder-Kommission 2004 die Entwicklung und Erprobung von Verfahren zur Anrechnung von Qualifikationen aus der beruflichen Bildung und der beruflichen Erfahrungen im Rahmen eines Programms zur Weiterentwicklung dualer Studienangebote (Laufzeit 2005-2008). Die Zahl dualer Studiengänge, vor allem an Berufsakademien und (privaten) Fachhochschulen ist gewachsen. Inzwischen gibt es bundesweit nahezu 550 derartige Studiengänge mit rund 42400 Studierenden. Durch die Einführung von Bachelor-Studiengängen bieten sich neue Chancen für die Verbindung beruflicher Bildungsgänge mit darauf aufbauenden Studiengängen. Was jedoch noch fehlt, ist ein Übersetzungssystem, um Kompetenzen aus der beruflichen Bildung und beruflichen Praxis auf Studiengänge anrechenbar zu machen (Weiss 2006, S. 3-4). Duale Studiengänge sind sinnvolle und bildungspolitisch erwünschte Formen der hochschulischen Bildung, um Berufpraxis und anwendungsorientierte Lehre miteinander zu verbinden (WR 2002). Auch die HRK und die Arbeitgeber sprachen sich in einer gemeinsamen Erklärung dafür aus, den quantitativen und qualitativen Ausbau dieses Studiengangtyps voranzubringen (HRK 2000).

8.1 Modelle dualer Studiengänge

Duale Studiengänge existieren als sehr unterschiedliche Modelle, allerdings kaum an Universitäten, sondern an Fachhochschulen und Berufsakademien. Als konstitutiv für die Charakteristik eines dualen Studiengangs gelten folgende Kriterien:

- Neben dem Lernort Hochschule (bei Berufsakademien Studienakademie) existiert im Rahmen des Studiums der Lernort Betrieb.
- Am Lernort Betrieb wird im Rahmen von Arbeitsprozessen gelernt.
- Der Studierende und der Betrieb sind vertraglich gebunden (Arbeits-/Ausbildungsvertrag).
- Dieser Vertrag ist häufig Voraussetzung für den Zugang zum Studium an der betreffenden Hochschule/Berufsakademie.
- Es besteht eine Kooperationsvereinbarung (Vertrag) zwischen dem Betrieb und der Hochschule/Berufsakademie. Diese Vereinbarung regelt mindestens die Arrangements hinsichtlich der Koordination der Lernphasen im Betrieb bzw. der Hochschule sowie die Zulassung zum Studium bzw. zur Hochschule (BLK 2003, S. 12).

Grundsätzlich kann differenziert werden in Studiengänge, die den Bereich der beruflichen Erstausbildung abdecken und solche, die aus der Sicht der Studierenden eher der beruflichen Weiterqualifizierung zuzuordnen sind (a.a.O., S. 14). Es lässt sich weiterhin differenzieren zwischen integrativen Studiengängen, die das Fachhochschulstudium mit einer beruflichen Ausbildung verknüpfen und ebenfalls als integrativ bezeichneten Studiengängen, die das Studium mit einer beruflichen Tätigkeit verknüpfen sowie weiterhin mit berufsbegleitenden, die das Fachhochschulstudium so organisieren, dass es mit einer beruflichen Tätigkeit zu vereinbaren ist (a.a.O.). In einer Dokumentation von dualen Fachhochschulstudiengängen des BIBB wurde die Typisierung noch um eine vierte Kategorie ergänzt, nämlich um die praxisintegrierenden Studiengänge.

Für einen praxisintegrierenden dualen Studiengang existieren folgende Kriterien: Die Studierenden haben einen Arbeits-, Praktikanten- oder Volontariatsvertrag mit einem Unternehmen. Das Studium wird entweder von Anfang an mit beruflicher Teilzeit-Tätigkeit kombiniert oder aber es ist im Verlauf mit unterschiedlichen Praxisanteilen ausgestattet. Diese Praxisanteile umfassen mehr als zwei Praxissemester, wobei ein inhaltlicher Zusammenhang mit den Lehrveranstaltungen an der Fachhochschule beabsichtigt ist. Zu dieser Kategorie von Studiengängen gehören auch Angebote an Berufsakademien und an verwaltungsinternen Fachhochschulen. Der Vorteil bei diesem Modell liegt im Zeitgewinn durch die verkürzte berufliche Ausbildung: Ein Nachteil liegt darin, dass Studierende nicht die Möglichkeit des vorzeitigen Ausstiegs nach Berufsabschluss haben (außer an den Berufsakademien) (a.a.O, S. 16f.).

Im ausbildungsintegrierenden dualen Studiengang ist ebenfalls die verkürzte berufliche Ausbildung während des Grundstudiums ein Vorteil. Die Studierenden schließen einen, Ausbildungsvertrag mit dem Unternehmen ab. Der Berufsschulunterricht ist gestrafft bzw. wird durch Module der Fachhochschule abgedeckt oder der Berufsschulunterricht wird für das Studium anrechenbar gemacht. Es handelt sich um 4-5 jährige Studiengänge mit einer Teilzeittätigkeit Im Hauptstudium. Der erste Abschluss findet im beruflichen Bildungssystem statt und ist nicht ein erster für den Arbeitsmarkt qualifizierender hochschulischer Abschluss.

Ein Nachteil eines solchen Studiengangtyps besteht darin, dass ein Arbeitsplatz belegt wird, auf dem der Absolvent kaum bleiben wird und es ist fraglich, ob das wissenschaftliche Studium wirklich auf Praxisanteilen aufsetzt oder ob dies nur eine zusätzliche Erfahrung bleibt (a.a.O, S. 15).

Angebote der berufsintegrierenden (der beruflichen Weiterbildung zuzuordnenden) Studiengänge finden sich in mehreren Ländern für Interessierte mit und ohne Hochschulzugangsberechtigung, aber mit beruflicher Ausbildung (BWL, Ingenieur, Pflege). Aus Sicht der Studierenden handelt es sich um eine Weiterbildung, auch wenn dieser Studiengang als grundständiger angeboten wird. Hier bleibt offen, in welchem Umgang und in welcher Weise die berufliche Praxis und die berufliche Erfahrung der Studierenden für das wissenschaftliche Studium tatsächlich systematisch gewürdigt werden. Im Zusammenhang mit dem Bemühen, die Hochschulen eine stärkere Rolle im Rahmen des lebenslangen Lernens und der Weiterbildung übernehmen zu lassen, sollte auf diese Kategorie besonderes Augenmerk gerichtet werden. Eine inhaltliche Abstimmung zwischen Berufstätigkeit und Studium wird nicht realisiert (a.a.O, S. 21).

Sonstige Typen: Es gibt berufsbegleitende Teilzeitstudiengänge, ähnlich den Fernstudiengängen, die neben einer Berufstätigkeit im Selbststudium mit Begleitseminaren absolviert werden und Fernstudiengänge. Während bei den berufsbegleitenden häufig Interesse seitens des Betriebes besteht, dem der Studierende angehört und mit Freistellungen verbunden sein kann, sind Fernstudiengänge meist Privatsache.

Berufsakademien gibt es vor allem in Baden-Württemberg, darüber hinaus in mindestens sieben anderen Ländern. Sie lassen sich in zwei Typen unterscheiden:

Berufsakademie Typ 1 (Baden-Württemberg): Hier geht es um wissenschaftsbezogene und praxisorientierte Bildung und Weiterbildung im tertiären Bildungsbereich und um eine Alternative zum Studium an Fachhochschulen und Universitäten. Es gibt zwei Lernorte: Den Studienort an der staatlichen Studienakademie (3 Jahre bis zum Abschluss) und die Ausbildung an Ausbildungsstätten abwechselnd in je 12-wöchigen Blöcken. Das Studium ist gestuft: nach zwei Jahren erfolgt eine Assistentenprüfung, nach drei Jahren der staatliche Abschluß (früher Diplom, im Zuge des Bolognaprozesses der Bachelor). Die Zahl der Unterrichtsstunden ist mit 2250 denen an den Fachhochschulen vergleichbar. Die Studierenden müssen auf Semesterferien verzichten und haben Urlaub wie Arbeitnehmer. Das Grundprinzip ist die partnerschaftliche Zusammenarbeit zwischen Staat und Wirtschaft. Die Abstimmung der Lehrinhalte in beiden Lernorten erfolgt in den paritätisch besetzten Fachausschüssen. Zugangsvoraussetzungen sind Abitur und der Abschluss eines Ausbildungsvertrags (BLK S. 17f). Im BAG (Berufsakademiegesetz) Baden Württemberg heißt es, der Abschluss sei gleichwertig dem der Fachhochschulen und vermittele dieselben Berechtigungen. Dies wird auch bestätigt vom Wissenschaftsrat (a.a.O, S. 18).

Berufsakademie Typ 2 (Niedersachsen, Schleswig-Holstein): Auch diese gehören zum tertiären Bereich, sind aber den Fachhochschulabschlüssen nicht gleichgestellt. Es gibt Anrechnungsmöglichkeiten, in Niedersachsen konnten die Absolventen in einem einjährigen weiterführenden Studium an einer Fachhochschule den Diplomabschluss erwerben. Berufsakademien können in Niedersachsen inzwischen auch Bachelorabschlüsse anbieten (Voraussetzung: Akkreditierung). Schleswig-Holstein hat den Abschluss der Berufsakademie bisher als Diplom-Vorprüfung an einer Fachhochschule anerkannt. Hessen stellt die Abschlüsse der

Berufsakademien berufsrechtlich, aber nicht hochschulrechtlich gleich mit fachhochschulischen Abschlüssen.

Der Wissenschaftsrat konstatierte hier mangelnde Transparenz und stellte die Frage, ob nicht die Fachhochschulen derartige duale Studiengänge übernehmen können (WR 1994, nach: BLK, S. 19). Ebenso stellte er auch Defizite in der wissenschaftlichen Ausbildung fest besonders hinsichtlich der wissenschaftliche Grundlagen und der methodische Reflexion (S. 19). Nach einer Evaluationsstudie von Zabeck und Zimmermann (Zabeck/Zimmermann, 1995 in: BLK, S. 20) wird in Berufsakademien häufig auf rezeptives Lenen gesetzt; berufliche Einstellungen, Werthaltungen, expertenhafte Problemlösungsstrategien sowie Lern- und Selbstreflexionsstrategien werden nicht genug thematisiert. Auch empfahl der Wissenschaftsrat, der Kontrolle und Standardisierung der Qualität der Praxisausbildung mehr Aufmerksamkeit zu widmen. Absolventen hingegen bemängeln, dass die Möglichkeit, theoretisch Erlerntes praktisch anzuwenden, oft nicht gegeben sei (BLK 2003, S. 20). Dessen ungeachtet sollen in Baden-Württemberg die Berufsakademien im Jahr 2009 zu einer dualen Hochschule zusammengefasst und damit weiter aufgewertet werden (Stuttgarter Zeitung, 23.5.2008).

Bei Studiengängen an den Fachhochschulen für öffentliche Verwaltung kann der Wissenschaftsrat nicht bestätigen, dass dies unter qualitativen Aspekten einem Fachhochschulstudium entspricht und bemängelt die unzureichende Theorie-Praxis-Verzahnung (a.a.O., S. 21).

Lauf BLK funktionieren duale Studiengänge umso besser, je enger Praxis und Studienphasen verzahnt sind. Dafür braucht es auf beiden Seiten engagierte Partner; das Konzept muss die Interessen der Partner offen und fair austarieren. Die Mitwirkung der Betriebe gilt als wirksames Mittel, um motivierte junge Menschen zu gewinnen, beide Teile, Betrieb und Ausbildungsstätte müssen inhaltlich an der Studiengestaltung mitwirken und die Partner müssen das Mitwirken des andern in ihren Kompetenzbereich hinein zulassen (BLK, S. 16). Von den Studierenden, die gleichzeitig Auszubildende sind, wird jedoch eine erheblich höhere Leistung verlangt, die nur von leistungsstarken, motivierten und zur Selbstorganisation befähigten Jugendlichen erfüllt werden kann (HRK 2000, Hölterhoff, 2005, S. 24).

Von den Studierenden, die im Wintersemester 2000/2001 ein Studium angefangen haben, hatte jeder vierte bereits eine Berufsausbildung abgeschlossen. Von diesen begannen 15% ein universitäres und 50 % ein Fachhochschulstudium. Diese Zahlen sind inzwischen etwas rückläufig, aber die BLK konstatiert immer noch ein ausgeprägtes Bedürfnis nach praxisorientiertem Lernen nach der Phase der Schulzeit. Als eine wichtige Ursache wird den Vertretern dieses Studierendentyps eine gewisse „Risikoaversion" zugeschrieben. Bildungsökonomisch wäre es zweckmäßiger, wenn die Unternehmen Ausbildungsplätze, die mit Abiturienten besetzt werden, in duale Studiengänge einbringen würden (BLK a.a.O., S. 23f.)

8.2 Duale Pflege-Studiengänge

Zur Zeit bestehende duale pflegebezogenen Studiengänge wurden 2007 in einer Übersicht von Olbrich und Sieger dargestellt (Olbrich/Sieger 2007, S. 280). Sie variieren erheblich in Bezug auf Integration und gegenseitige Anrechnung. Auch die Dauer ist unterschiedlich, Berufs- plus Bachelorabschluss dauern zwischen acht und zehn Semestern. Die Autoren bemängeln, dass eine inhaltliche und organisatorische Integration der beiden Bildungstypen nur teilweise über die Anerkennung von Lernleistungen möglich ist. Die inhaltliche und organisatorische Verantwortung liegt nämlich nicht allein bei den Hochschulen, sondern ist jeweils nur für den eigenen Studien- bzw. Ausbildungsanteil möglich, was die Integration der berufspraktischen und wissenschaftlichen Anteile erschwert. Nur dem Studiengang an der Berliner Evangelischen Fachhochschule ist es aufgrund einer Sonderregelung genehmigt, den Berufsabschluss Gesundheits- und Krankenpfleger/in an der Hochschule abzunehmen. Dieser Studiengang ist noch nicht evaluiert.

Die heterogene Darstellung der dualen Pflegestudiengänge führt zu einem sehr differenten Berufsprofil, was die Vergleichbarkeit auf der nationalen und der europäischen Ebene erschwert (Sieger 2005). Die Autoren bemängeln, das auch im aktuellen Bildungskonzept des DBR (DBR 2007) „kaum Abstimmungsprozesse mit hochschulischen Interessen und Intentionen zu verzeichnen sind" (Olbrich/Sieger, a.a.O., S. 279); sie halten es für wünschenswert, die inhaltliche und organisatorische Verantwortung bei den Hochschulen anzusiedeln und streben außerdem einen Dialog an zwischen Wissenschaft und Praxis, um das zukünftige Profil für die Pflegeberufe zu skizzieren und um zwischen den tertiären und sekundären Bildungsbereichen zu mehr horizontaler und vertikaler Durchlässigkeit zu gelangen (a.a.O.).

8.3 Zusammenfassung und Diskussion

Duale Studiengänge können sehr unterschiedlich gestaltet sein. Gegen eine Etablierung von Pflegestudiengängen als duale Studiengänge etwa an den Berufsakademien spricht vor allem die bereits erwähnte Kritik des Wissenschaftsrats. Manche Schule des Gesundheitswesens dürfte inzwischen einen hohen Standard erreicht haben hinsichtlich wissenschaftsbasierter Begründungs- und Reflexionsfähigkeit ihrer Schüler und Schülerinnen, hinter den nicht zurück gefallen werden sollte. Pflegestudiengänge kann es demnach nur an wissenschaftlich ausgewiesenen Hochschulen geben. Welcher Typ sinnvoll ist, kann regional unterschiedlich beurteilt werden. Die Berufsverbände, vor allem der DBR (2007) favorisieren die komplette Verlegung der pflegerischen Erstausbildung in den tertiären Bereich. Angesichts der Komplexität pflegerischer Aufgaben sowie der sich neu abzeichnenden Arbeitsfelder (siehe Sachverständigenrat zur Begutachtung der Entwicklung im Gesundheitswesen 2007), die einen hohen Grad an Expertise und Selbständigkeit erfordern, ist dies eine nachvollziehbare Forderung. Duale Studiengänge in unterschiedlichen Varianten, je nach regionalen Besonderheiten und Bedarf können hier ein zusätzliches sinnvolles Instrument sein für die Ausbildung weiterer qualifizierter Fachkräfte. Voraussetzung ist die Änderung der Ausbildungsgesetze in der Gesundheits- und Krankenpflege sowie der Altenpflege dahingehend, dass die Ausgestaltung dieser Studiengänge in der Verantwortung der Hochschulen liegt. Mittel- bis langfristig muss allerdings die Qualifizierung in diesem Bereich europäischen Normen angepasst werden. Nur noch wenige EU-Länder begnügen sich inzwischen mit dem Realschulabschluss (bzw. 10 absolvierten Schuljahren, dreigliedrige Schulsysteme sind europa- und weltweit unüblich) als Zugangsvoraussetzung für die Pflegeausbildung; alle anderen sind längst dazu übergegangen, eine mindestens 12-jährige Schulbildung als Voraussetzung für das Studium dieses anspruchsvollen Berufs festzulegen.

9. Schlussfolgerungen für die Verzahnung der Pflegebildungssysteme

Beim Brügge-Kopenhagen-Prozess geht es um zwei Formen der Mobilität: die horizontale und die vertikale. Es wurden erörtert die Ziele des Brügge-Kopenhagen-Prozesses, Stand der Umsetzung, Vor- und Nachteile, Akzeptanz und die mit diesem Prozess verbundenen Interessen; Stellungnahmen einiger besonders wichtiger Akteure im deutschen Bildungswesen zum Brügge-Kopenhagenprozess wurden rezipiert. Da die Diskussion sinnvoller Alternativen zum Brügge-Kopenhagenprozess zurzeit offenbar politisch nicht vorangetrieben wird, wird es notwendig sein, dass sich die einzelnen Länder zu diesem neuen europäischen Bildungssystem in Beziehung setzen. Es dürfte deutlich geworden sein, dass der Brügge-Kopenhagen-Prozess nicht rückgängig zu machen ist und über den Bolognaprozess hinaus Auswirkungen auf die Hochschulen haben wird. Zentraler Punkt ist dabei eine bessere Verzahnung von beruflicher und allgemeiner Bildung sowie die Forderung nach mehr Anerkennung der Gleichwertigkeit beruflicher und allgemeiner Bildung. Instrumente der Anerkennung von Lernleistungen aus dem berufsbildenden Bereich werden zurzeit entwickelt. In fast allen Bundesländern gibt es inzwischen für Praktiker mit Berufserfahrung die Möglichkeit, an einer Hochschule entweder berufsbegleitend oder in Vollzeit zu studieren und sich so weiterzubilden. Die durch die Erklärung von Lissabon angestoßenen Entwicklungen müssen in alle Reformüberlegungen im Bildungssystem einbezogen werden. Möglichkeiten und Systematiken für (Teil-) Anrechnung von bereits absolvierten Ausbildungen und erbrachten Studienleistungen, darüber hinaus auch von Ergebnissen informellen und nicht formalen Lernens befinden sind in der Erarbeitungsphase. In dieser Arbeit wurden einige Anrechnungsverfahren und Leistungspunktesysteme an der Schnittstelle zwischen Berufsbildungs- und Hochschulbereich betrachtet. Es ging hier um das Thema der Äquivalenzverfahren, die eine Anrechnung beruflicher Kenntnisse auf Hochschulstudiengänge ermöglichen. Zentral ist das methodische Problem der Kompetenzdarstellung in den Feldern Wissenschaft und Praxis; denn beide folgen jeweils unterschiedlichen Handlungslogiken. Abschließend wurde kurz auf duale Studiengänge eingegangen, die bei der Verzahnung des beruflichen mit dem hochschulischen Bereich eine wichtige Rolle spielen.

Als Gefahren, die mit diesem Prozess in Deutschland verbunden sind, wurde deutlich: die systematische Unterbewertung der deutschen Berufsabschlüsse bzw. der dualen Berufsausbildung dadurch, dass die hochwertige berufspraktische Ausbildung in Betrieben nicht ausreichend gewürdigt wird, die problematischen Folgen der Modularisierung und der Wandel der Bedeutung von Bildung als Bürgerrecht zur Bildung als Investition. Die potenzielle Zerstörung des bisher erfolgreichen Modells der deutschen Berufsausbildung ist nicht auszuschließen.

Die vertikale Mobilität spielt auch unabhängig vom Brügge-Kopenhagen-prozess eine wichtige Rolle. Sie berührt individuelle Interessen ebenso wie ökonomische, wobei eine wichtige Grundlage dieser europäischen Prozesse in der anvisierten Liberalisierung der Bildungsmärkte liegen dürfte. Der Brügge-Kopenhagen-Prozess erscheint teils widersprüchlich, er fordert einerseits mehr Bildung und Teilhabe an Bildung für seine Bürger, legt aber in seiner Konsequenz über die von Teilnehmern zu finanzierenden Zertifizierungen diesen mehr Kosten auf und führt, falls das Berufskonzept ausgehöhlt wird, keinesfalls automatisch zu höheren Bildungseffekten.

Für das deutsche Bildungssystem sind mit dem Brügge-Kopenhagen-Prozess neben Risiken auch Chancen verbunden. Abgesehen davon, dass sich alle maßgeblichen Akteure in deutschen Bildungswesen für den Erhalt des Berufskonzepts aussprechen, birgt der Prozess der europäischen Berufsbildungspolitik auch die Chance, dass nationale Blockaden aufgebrochen werden, die durch berufsständische Verregelungen zu mangelhafter Transparenz und Durchlässigkeit führten. Die Akteure in der Berufsbildungspolitik müssen sich dafür aktiv an der Ausgestaltung eines nationalen Qualifikationsrahmens beteiligen. Wenn dieser auf dem Prinzip der Beruflichkeit basiert und die Vorzüge des dualen Systems der Erstausbildung erhalten werden können, bleiben die Nachteile des europäischen Bildungsprozesses in Grenzen (Meyer 2006, S. 7). Was das ECVET-System betrifft, das noch nicht ausgereift ist, so lassen die geschilderten Modellversuche den Schluss zu, dass die Probleme, die es aufwirft, lösbar sind.

Hinsichtlich des Systems der Pflegebildung, das eine sehr große Personengruppe betrifft, lässt sich ein erheblicher Entwicklungsbedarf feststellen, was die bildungsökonomische und berufsbiografische Perspektive angeht hinsichtlich der Flexibilisierung der Bildungsstrukturen und Bildungswege. Im berufsbildenden wie auch im hochschulischen Bereich der Pflegebildung ist der Bedarf an mehr Systematik und einer Verbesserung der Anschlussfähigkeit besonders hoch, diese Tendenz ist dabei, sich zu verschärfen. Die aktuelle Situation widerspricht den Forderungen nach Verzahnung und Anrechenbarkeit. Ausgeklammert wurde in dieser Arbeit eine vertiefte Betrachtung der im Zusammenhang mit dem EQR getroffenen Vereinbarungen hinsichtlich Qualitätssicherung der Bildung und der Verfahren für die Anerkennung von Qualifikationen. Dieses Thema ist jedoch untrennbar mit den Anerkennungs- und Anrechnungsverfahren verbunden und stellt für die Pflegeberufe einen aktuellen und wichtigen Schwerpunkt dar.

In der gegenwärtigen pflegeberuflichen Realität finden sich in Deutschland weiterhin schlechte berufliche Rahmenbedingungen und eine wenig attraktive Bezahlung, fehlende Beweglichkeit der Tarifpartner in diesem Zusammenhang, die politischen Bekundungen, die dreijährige berufliche Pflegeausbildung erhalten zu wollen, Nachwuchsprobleme und die ersten Anzeichen von „brain drain" im deutschen pflegerischen Berufsfeld wegen der hier im internationalen Vergleich fehlenden gesellschaftlichen Anerkennung der Pflegeberufe. Hauptzielgruppe bei den Bemühungen um Ausbildungsinteressierte war bisher die Gruppe der Realschulabgänger/innen (Blum et al.2006, S. 86); diese Gruppe nun berufspolitisch gewollt von der Teilnahme an der dreijährigen Ausbildung durch deren Abschaffung ausschließen zu wollen, während gleichzeitig keine Möglichkeit besteht, ein Studium aufzunehmen, erscheint angesichts wachsenden Pflegebedarfs bei rückläufiger Anzahl von Schulabgängern kurz- bis mittelfristig wenig hilfreich. Modelle mit der Möglichkeit des Erwerbs der Hochschulreife und Anrechnung von Lernleistungen zunächst bei weitergebildeten Fachkräften, bei Einhaltung festzulegender und überprüfbarer Standards mittelfristig auch bei qualifizierten Absolventen der beruflichen Ausbildungen, die teilweise in den letzten Jahren erhebliche Qualitätssteigerungen zu verzeichnen haben, gilt es weiter zu entwickeln. Duale Studiengänge stellen darüber hinaus eine Möglichkeit der besseren Verzahnung von beruflicher Ausbildung und tertiärem Bereich dar, sie können unterschiedlich gestaltet sein, sollten aber aus den erwähnten Gründen nicht an Berufsakademien angesiedelt sein.

Für das System der Pflegebildung stellt sich die Frage: wie sich ausrichten in Bezug auf den Brügge-Kopenhagenprozess? Es besteht mit dem europäischen Bildungsprozess auch die Chance, dass statt des deutschen Sonderweges des Pflegebildungssystems europakompatible Ausbildungs- und Studienstrukturen geschaffen werden. Unbedingt wichtig ist es für die deutsche Pflege, nicht den Anschluss an den europäischen Standard zu verlieren. Die europäische Mobilität mag hier zur Zeit für die Berufsangehörigen gewährleistet sei, im Zuge der hier angedeuteten zukünftigen Entwicklung kann sich dieser Zustand aller Wahrscheinlichkeit nach ändern, wenn hier nicht kurzfristig eine stärkere Verknüpfung mit dem tertiären Bereich bzw. eine Erhöhung der Zahl der Berufsangehörigen, die ihren ersten berufsqualifizierenden Abschluss im tertiären Bereich machen, folgt. Mittelfristig bis langfristig wird die Bildungssituation den europäischen Normen anzupassen sein, und das heißt: Gesundheits- und Krankenpflege als grundständige Studiengänge, Hochschulreife als Zugangsvoraussetzung. Die Berufsverbände, vor allem der DBR favorisieren die komplette Verlegung der pflegerischen Erstausbildung in den tertiären Bereich. Angesichts der Komplexität pflegerischer Aufgaben sowie der sich neu abzeichnenden Arbeitsfelder (siehe Sachverständigenrat zur Begutachtung der Entwicklung im Gesundheitswesen), die einen hohen Grad an Expertise und Selbständigkeit erfordern, ist dies eine logische und nachvollziehbare Forderung. Duale Studiengänge in unterschiedlichen Varianten, je nach regionalen Besonderheiten und Bedarf können hier ein zusätzliches sinnvolles Instrument sein für die Ausbildung kurzfristig dringend benötigter weiterer qualifizierter Fachkräfte. Voraussetzung ist die Änderung der Ausbildungsgesetze in der Gesundheits- und Krankenpflege sowie der Altenpflege dahingehend, dass die Ausgestaltung dieser Studiengänge in der Verantwortung der Hochschulen liegt. Mittel- bis langfristig muss allerdings die Qualifizierung in diesem Bereich europäischen Normen angepasst werden. Nur noch wenige EU Länder begnügen sich inzwischen mit 10 absolvierten Schuljahren als Zugangsvoraussetzung für die Pflegeausbildung, alle anderen sind längst dazu übergegangen, eine mindestens 12-jährige Schulbildung als Voraussetzung für das Studium dieses anspruchsvollen Berufs festzulegen.

Über eines muss sich allerdings die Berufsgruppe im klaren sein: die hohe Zahl dreijährig ausgebildeter Fachkräfte, die zurzeit immer noch den Großteil der Gesundheits- und Krankenpflegerinnen in vielen Gesundheitseinrichtungen ausmacht, ist damit nicht zu halten. Eine pflegerische Qualitätsverbesserung ist nicht automatisch dadurch gewährleistet, dass eine tertiär ausgebildete Gesundheits- und Krankenpflegerin über eine Schar von gering qualifizierten Helferinnen wacht, auch wenn dieses mit europäischen Normen kompatibel sein mag. Dringend erforderlich sind in viel stärkerem Maße als bisher Überlegungen zur Entwicklung und Implementation von Systemen der Qualitätssicherung unter den hier skizzierten Bedingungen.

Jedoch sind die Vorgaben des outputorientierten Europäischen Qualifikationsrahmens zur Zeit nicht kompatibel mit den EU Berufsrichtlinien für die reglementierten Berufe, die Pflegeberufe sind an der Entwicklung des europäischen sowie des nationalen Qualifikationsrahmens nicht beteiligt. Die Entwicklung eines sektoraler Rahmen, der zukünftige Entwicklungen mit einbezieht, ist dringend angezeigt. Die damit im Zusammenhang stehenden Diskussionen sind von erheblicher Bedeutung nicht nur für das Lebenslange Lernen und die Anrechenbarkeit von Lernleistungen innerhalb des deutschen Bildungssystems, sondern auch für die Erfüllung des Pflege- und Betreuungsauftrags, denn: „… eine Qualifikationsstruktur ist ein Referenzrahmen, der sich an den Anforderungen der Arbeitswelt bzw. des zu leistenden Pflege- und Betreuungsauftrags, an den Tendenzen des Berufsfeldes, der Wissenschaft und bildungstheoretischen Grundsätzen orientiert. Ein Qualifikationsrahmen ist zentral für die Entwicklung von Curricula, Lehrmittel und Lernmaterialien, sowie die Zusammenarbeit von Pflege- und Betreuungsteams." (Ludwig/Schäfer 2005) Der Deutsche Bildungsrat für Pflegeberufe hat sein 2007 veröffentlichtes Bildungskonzept bereits auf die Hauptmerkmale eines künftigen europäischen Qualifikationsrahmens ausgerichtet. Die Gefahren für das pflegerische Berufskonzept durch modularisierte Systeme sollten hierin besser erkannt und lehrgangsförmige Strukturen verteidigt werden. Darüber hinaus gibt es in diesem Feld Forschungsbedarf. In den pflegerischen Weiterbildungen hingegen scheint eine modulförmige Reorganisation dringend notwendig. Dabei ist der Druck entstanden, Akkreditierungen einzuführen. Es gibt bislang keine Zertifizierung oder Registrierung durch öffentliche Institutionen. Dabei ist zu berücksichtigen, dass Zertifizierungskosten wahrscheinlich von den Teilnehmerinnen zu tragen sind, was die Attraktivität von Weiterbildungen besonders dann nicht steigern dürfte, wenn für einen großen Teil der Absolventinnen weiterhin keine verbesserten Verdienstmöglichkeiten zu erwarten sind.

In dem Fall kann die Zertifizierung durchaus das Problem mangelnden Nachwuchses bei pflegerischen Fachkräften steigern. Hier wäre ebenfalls Forschungsbedarf – und berufspolitisch das massive Einfordern von Tarifstrukturen, die diesen Veränderungen und Bedarfen Rechnung tragen.

Für die Verbesserung der horizontalen und vertikalen Mobilität sind Äquivalenzbestimmungen innerhalb des pflegerischen Weiterbildungssystems und an der Nahtstelle zum hochschulischen Bereich erforderlich. Die großen Unterschiede zwischen den in Fortbildungscurricula und -prüfungsordnungen sowie den Modulbeschreibungen der Hochschulcurricula enthaltenen Angaben machten die Schwierigkeiten für Äquivalenzbestimmungen deutlich. Hier müssten die Bildungseinrichtungen in gemeinsamer vernetzter Arbeit zu einer einheitlichen Diktion und zu Bildungsstandards kommen.

Im Zuge des lebenslangen Lernens, aber auch im Zuge der aktuellen Entwicklungen im Berufsfeld Pflege ist die Diskussion um einen erleichterten Hochschulzugang und Anrechnung beruflicher Kompetenzen nach Berufsausbildung, Phasen der Berufstätigkeit und ggf. Weiterbildung(en) von erheblicher Bedeutung für die Angehörigen der Pflegeberufe.

10. Literatur

Anz, C. et al. (2007): Stellungnahme zum ECVET-Konsultationsprozess, http://www.ec.europa.eu/education/ecvt/results/automotive_de.pdf   Zugriff   am 29.1.2008

Arbeitsgemeinschaft Betriebliche Weiterbildungsforschung e.V. (Hrsg.) (2004): Lernförderliche Strukturbedingungen: Kompetenzentwicklung 2004 Münster: Waxmann

Balsing, R. (2008): Modularisierung – neue Ausbildungswege in der beruflichen Bildung der Gesundheits- und Krankenpflege am Beispiel der Weiterbildung Intensiv-Anästhesiepflege und Operationspflege. PRInternet Pflegewissenschaft 01/08, S. 9-15

Balzter, S. (2007): Vergleichbare Bildungsabschlüsse – Eurydice, hilf! http://berufundchance.fazjob.net/s/Rub1A09F6EF89FE4FD19B3755342A3F509A/vom 1.12.2007, Zugriff am 18.12.2007

Blum, K., Isfort, M., Schilz, P., Weidner, F. (2006): Pflegeausbildung im Umbruch – Pflegeausbildungsstudie Deutschland (PABiS). Düsseldorf: Deutsche Krankenhausverlagsgesellschaft mbH

Bartosch, U. Maile, A., Speth, C. (2006): Qualifikationsrahmen Soziale Arbeit. Berlin http://www.ku-eichstaett.de/Fakultaeten/SWF/downloads/HF_sections/content/QR%20SArb.pdf Zugriff am 8.4.2008

Bechtel, M., Lattke, S. Nuissl, E. (2005): Glossar zur Weiterbildung in der Europäischen Union. Deutsches Institut für Erwachsenenbildung. http:www.die-bonn.de/publikationen/online-texte/index.asp Zugriff am 1.10.2007

Becker, M., Luomi-Messerer, K., Markowitsch, J., Spöttl, G. (2007): Berufliche Kompetenzen sichtbar machen. Arbeitsprozessbezogene Beschreibung von Kompetenzentwicklung als Beitrag zur ECVET Problematik. In: BWP 3/2007, S. 17-21

Becker, M., Spöttl, G. (2006): Transfer von Ausbildungsleistungen in Europa. ECVET-Modelle und Lösungsansätze aus dem Leonardo-Projekt VQTS. In: Loebe, H.; Severing, E. (Hrsg.): Europäisierung der Ausbildung. Bielefeld: Bertelsmann

Benner, P. (1994): Stufen zur Pflegekompetenz. Bern: Hans Huber

BIBB (2005): Europäischer Qualifikationsrahmen (EQF). Stellungnahme des Hauptausschusses des Bundesinstituts für Berufsbildung. http://www.bibb.de/de/23731.htm Zugriff am 21.01.2008

BIBB (2007): Nationaler Qualifikationsrahmen. Aspekte der Entwicklung aus der Perspektive der Berufsbildung. http://www.bibb.de/de/25724.htm Zugriff am 14.2.2008

BIBB (2008): Der Europass. Häufig gestellte Fragen. http://www.europass-info. de/DE/europass-faqs.asp Zugriff am 12.4.2008

BLK (2003): Perspektiven für die duale Bildung im tertiären Bereich. Materialien zur Bildungsplanung und zur Forschungsförderung, Heft 110 Bonn: Geschäftsstelle

BMBF (2003): Berufsbildungsbericht 2003. Bonn Bundesministerium für Bildung und Forschung. Berichtssystem Weiterbildung 2000. Integrierter Gesamtbericht zur Weiterbildungssituation in Deutschland, Bonn, 134 und 136

BMBF (2004): Berufsbildungsbericht. http://www.bmbf.de/pub/bbb_2004.pdf Zugriff am 19.4.2008

BMBF (2007): Was ist der Europass? http://www.europass-info.de/de/was-ist-der-europass.asp Zugriff am am 21.9.2007

HRK/BA/BER/Deutsches Studentenwerk/DGB/BMBF (2006): Studieren ohne Abitur. http://www.wege-ins-studium.de/studieren_ohne_abi.html – Zugriff am am 17.12.2007

BMBF (2008): Aufstieg durch Bildung: Qualifizierungsinitiative der Bundesregierung. Januar. Available: http://www.bmbf.de/pub/qualifizierungsinitiative_breg. pdf Zugriff am 23.1.08

BMBF/KMK (2005): Erste deutsche Stellungnahme zu einem „Europäischen Qualifikationsrahmen (EQR)". Bonn

BMBF/KMK (2007): Deutsche Stellungnahme zu einem Europäischen Leistungspunktesystem für die berufliche Bildung (ECVET)

BR/DHKT (2003): Die Ziele von Lissabon. http://www.zdh.de/fileadmin/user_ upload/themen/Bildung/Die_Ziele_von_Lissabon_bis_2010.pdf Zugriff am 20.4.2008

Bretschneider, M., Hummelsheim, S. (2006): ProfilPASS – Weiterbildungspass zur Identifizierung, Erfassung und Anerkennung von informellem Lernen. In: BWP 2/2006, S. 29-33

v. Cleve, B./Kell, A. (1996): Modularisierung (in) der Berufsbildung? In: Die berufsbildende Schule Jg. 48, Heft 1, S. 15-22

Chomski, N. (1965): Aspect of the Theory of Syntax. Cambridge: MIT Press

DBR (2007): Pflegebildung offensiv. Das Bildungskonzept des Deutschen Bildungsrates für Pflegeberufe 2006. München: Urban & Fischer

Deutscher Bundestag: Gesetz zur Weiterentwicklung der Pflegeversicherung (PfWG). http://dip21.bundestag.de/dip21/btd/16/074/1607439.pdf

Deutscher Gewerkschaftsbund (DGB) (2005): Stellungnahme des Deutschen Gewerkschaftsbundes (DGB) zum Konsultationsdokument „Der Europäische Qualifikationsrahmen – Ein Transparenz-Instrument zur Förderung von Mobilität und Durchlässigkeit". Berlin. www.dgb.de/themen/themen_a_z/abisz_doks/e/europ_qualifikationsrahmen.pdf – Zugriff am 11.12.2007

Dielmann, G. (2008): Berufsgesetze werden novelliert. In: Pflege & Gesellschaft, Heft 2/08, S. 174-178

DIPF/DIE/IES (2004): Machbarkeitsstudie im Rahmen des BLK Verbundprojektes „Weiterbildungspass mit Zertifizierung informellen Lernens" Frankfurt/Main. www.die-bonn.de/esprid/dokumente/doc-2004/die04_02.pdf Zugriff am 3.12.2007

DPR(2006): DPR-Stellungnahme für die Anhörung beim Sachverständigenrat (SVR) zur Begutachtung der Entwicklung im Gesundheitswesen am 24.08.2006 „Neue Aufgabenverteilungen und Kooperationsformen zwischen den Gesundheitsberufen" Neubearbeitung am 20.09.2006, http://www.deutscher-pflegerat. de/balk.nsf/A64088287C478D9DC125730E00232467/$File/SVR-2007-Stellun gnahme%20Deutscher%20Pflegerat%20-%2024.08.2006.pdf, Zugriff am am 17.12.2007

Drexel, I. (2005): Das Duale System und Europa. Ein Gutachten im Auftrag von ver.di und IG Metall. http://www.igmetall-wap.de/publicdownload/Gutachten_ Drexel.pdf Zugriff am 20.10.2007

Drews, S. , Kräuter, W.: (2007): Beitrag für die Zeitschrift „impuls" http://bildungsbuero-koelln.dePdf/EUROPASS. pdf Zugriff am 3.12.2007

EQR/ECVET – Empfehlung zur Einführung eines gemeinsamen Europäischen Qualifikationsrahmens und eines Leistungspunktesystems. http://www2. vhs-bayern.de/contentserv/4.2/bvv.de/index.php?StoryID=373 Zugriff am am 21.2.2008

Europäische Union: Empfehlung des europäischen Parlamentes und des Rates zur Einrichtung des Europäischen Qualifikationsrahmens für lebenslanges Lernen. Brüssel, Januar 2008

Europäisches Parlament (2007): Europäischer Qualifikationsrahmen für lebenslanges Lernen. http://www.europarl.europa.eu/sides/getDoc.do?pubRef=-

//EP//TEXT+TA+P6-TA-2007-0463+0+DOC+XML+V0//DE#BKMD-21 Zugriff am 20.2.2008

Ehrke, M. (2006): Europäische Bildungspolitik – wo stehen wir? Was kommt auf uns zu? http://www.hab-frankfurt.de/files/EQF_25102006.ppt Zugriff am 22.1.2008

EQR (2006): Der Europäische Qualifikationsrahmen – Hintergrundinformationen. http://www.bap.or.at/file/000576.pdf Zugriff am 21.1.08

Erpenbeck, J., von Rosenstiel, L. (HRSG.): (2003a): Handbuch Kompetenzmessung. Stuttgart: Schäffer/Poeschel, S. IX-XXXVII

Erpenbeck, J., von Rosenstiel, L. (2003b): Einführung. In: Dies. (Hrsg.): Handbuch Kompetenzmessung. Stuttgart: Schäffer/Poeschel, S. IX-XXXVII

Europäische Kommission (2005): Europäisches Leistungspunktesystem für die Berufsbildung (European Credit Transfer System for VET-ECVET). Technische Spezifikationen. EAC-2005-00606-00-01-DE-TRA-00.DOC

Europäisches Parlament (2006): Entwurf eines Berichts … ECVET … http://www.europarl.europa.eu/meetdocs/2004_2009/documents/pr/651/651698/651698de.pdf Zugriff am 21.2.2008

Fahle, K., Hanf, G. (2005): Der Europäische Qualifikationsrahmen – Konsultationsprozess läuft. http://www.bibb.de/de/21696.htm Zugriff am 11.2.2008

Fietz, G., Junge, A. (2007): Europaweit einsetzbare Verfahren zur Kompetenzerhebung – Spannungsfelder der Gestaltung. In: BWP, Heft 3, S. 22-25

Filipp, S. (1979): Selbstkonzeptforschung. Stuttgart: Klett-Cotta

Futterer, M. (2007): Zerstört die EU das deutsche Berufsbildungssystem? www.gew-bw.de/Europaeischer_Qualifikationsrahmen.html Zugriff am 18.12.2007

Gack, T. (2007): Der deutsche Meister erhält in Europa mehr Gewicht. Stuttgarter Zeitung vom 26.9.2007

Grewe A./Piotrowski A (2006): Entwicklung eines Verfahrens zur Anrechnung formal und informell erworbener Kompetenzen im Bereich Gesundheit/Pflege – das Portfolio-Assessment – Verfahren. In: Koch, M., Westermann, G. (Hrsg.): Von Kompetenz zu Credits. Anrechnung beruflicher Kompetenzen auf ein Hochschulstudium: Frankfurt/Main: Deutscher Universitätsverlag, S. 53-65

Grunwald, S. (2006): Leistungspunktesystem in der IT-Weiterbildung. In: K., Manuela, Westermann, G. (Hrsg.): Von Kompetenz zu Credits, S. 65-77

Habermas, J. (1985): Theorie des kommunikativen Handelns. Frankfurt/Main: Suhrkamp

Hanf, G., Rein, V. (2006): Auf dem Weg zu einem Nationalen Qualifikationsrahmen. Überlegungen aus der Perspektive der Berufsbildung. http://www.bibb.de/de/25722.htm Zugriff am 29.11.2006

Hannken-Illjes, K., Lischka, I. (2004): Ansätze zur Systematisierung von Lernleistungen. In: Stamm-Riemer, Ida (Hrsg.)(2004): Lebenslanges Lernen. Zur Verknüpfung akademischer und beruflicher Bildung. Berlin: Berliner Wissenschaftsverlag S. 23-41

Hauptausschuss des Bundesinstituts für Berufsbildung (2005): Europäischer Qualifikationsrahmen (EQF): Stellungnahme des Hauptausschusse des Bundesinstituts für Berufsbildung, Bonn. http://www.bibb.de/de/23731.htm Zugriff am 11.12.2007

Heckenhahn M., Gerlach A., Grewe A., Piotrowski A. (2007): Bildungsperspektiven eröffnen, Karrierewege ebnen. In. Pflegezeitschrift 9/2007, S. 506-509

Hölterhof, D.: Berufsausbildung und Fachhochschulstudium. In: Die berufsbildende Schule 1/2005, S. 23-24

Hortsch H., Bünning, F. (2001): Modularisierung beruflicher Bildung – old wine in new bottles? In: Rothe, G.: Die Systeme beruflicher Qualifizierung Deutschlands, Österreichs und der Schweiz im Vergleich. Sonderband. Villingen-Schwenningen 2001, S. 719-725

HRK (1997): Übereinkommen über die Anerkennung von Qualifikationen im Hochschulbereich in der europäischen Region http://www.hrk.de/bologna/de/download/dateien/Lissabon_Abkommen(1).pdf Zugriff am 16.4.2008

HRK (2000): Gemeinsame Erklärung zum Dualen Hochschulstudium. Hochschulrektorenkonferenz und Bundesvereinigung Deutscher Arbeitgeberverbände. http://www.hrk.de/de/beschluesse/109_491.php?datum=HRK Zugriff am 1.3.2008

HRK (2001): Entschließung des 193. Plenums vom 19./20. Februar 2001. Deutschland im europäischen Hochschulraum (Schlussfolgerungen aus der Bologna-Erklärung). http://uni-potsdam.de/studienreform/Bologna%20Erklaerung%20HRK.pdf Zugriff am 7.5.2008

HRK (2003): Empfehlung des BMBF, der KMK und der HRK an die Hochschulen zur Vergabe von Leistungspunkten in der beruflichen Fortbildung und Anrechnung auf ein Hochschulstudium http://www.hrk.de/de/beschluesse/109_260.

php?datum=200.+Plenum+am+8.+Juli+20HRK Zugriff am 1.3.2008 Zugriff am 1.3.2008

HRK/BA/BER/Deutsches Studentenwerk/DGB/BMBF (2006): Studieren ohne Abitur. http://www.wege-ins-studium.de/studieren_ohne_abi.html – Zugriff am 17.12.2007

HRK/KMK/BMBF (2005): Qualifikationsrahmen für deutsche Hochschulabschlüsse. http:www.kmk.org/doc/beschl/BS_050421_Qualifikationsrahmen_AS:ka.pdf, Zugriff am 1.11.2007

Kerstin, M. (2004): Auswahlverfahren statt ZVS: neue Regelungen zum Hochschulzugang. http://www.bopsych.rwth-aachen.de/contenido/cms/upload/Kersting/pdf/Studi_Auswahl_Presse_Kersting.pdf Zugriff am 22.1.2008

Klafki, W. (1996): Neue Studien zur Bildungstheorie und Didaktik. Zeitgemäße Allgemeinbildung und kritisch konstruktive Didaktik. Weinheim, Basel

Klein, B., Kühnlein, G. (2007): Stichwort europäischer Qualifikationsrahmen (EQR). http://www.bosch-stiftung.de/content/language1/html/10398.asp Zugriff am 10.2.2008

Kloas, P. (1997): Modularisierung in der beruflichen Bildung. Modebegriff, Streitthema oder konstruktiver Ansatz zur Lösung von Zukunftsproblemen? In: BIBB (Hrsg): Berichte zur beruflichen Bildung, Heft 208

Kloas, P. (2006): Zugang zum Studium für beruflich Qualifizierte – ein notwendiger Schritt zur Gleichwertigkeit von allgemeiner und beruflicher Bildung. In: BWP 2/2006, S. 34-38

KMK (2000): Handreichungen für die Erarbeitung von Rahmenlehrplänen der Kultusministerkonferenz)(KMK) für den berufsbezogenen Unterricht in der Berufsschule und ihre Abstimmung mit Ausbildungsordnungen des Bundes für anerkannte Ausbildungsberufe. Stand: 15.9.2000

KMK (2002): Anrechnung von außerhalb des Hochschulwesens erworbenen Kenntnissen und Fähigkeiten auf ein Hochschulstudium. Beschluss der KMK vom 28.6.2002. http:www.akkreditierungsrat.de/fileadmin/Seiteninhalte/dokumente/kmk/KMK_Anrechnung.pdf Zugriff am 3.12.2007

KMK (2003): Synoptische Darstellung der in den Ländern bestehenden Möglichkeiten des Hochschulzugangs für beruflich qualifizierte Bewerber ohne schulische Hochschulzugangsberechtigung auf der Grundlage hochschulrechtlicher Regelungen. Stand: März 2003. Bonn: Sekretariat der ständigen Konferenz der Kultusminister der Länder in der Bundesrepublik Deutschland.

Knigge-Demal, B., Bergmann-Tyacke, I., Schürmann, M., Paar, S. (2007): Anrechnung beruflicher Kompetenzen auf Hochschulstudiengänge. http://www.hrk.de/bologna/de/Zugriff am/dateien/Knigge-Demal.pdf Zugriff am 11.11.2007

Koch, M., Westermann, G. (Hrsg.) (2006 a): Von Kompetenz zu Credits. Anrechnung beruflicher Kompetenzen auf ein Hochschulstudium: Frankfurt/Main: Deutscher Universitätsverlag

Koch, M., Westermann, G. (Hrsg.) (2006 b): Der Entscheidungsprozess zur Auswahl eines Verfahrens zur Anrechnung beruflich erworbener Kompetenzen. In: dies (2006): Von Kompetenz zu Credits. Anrechnung beruflicher Kompetenzen auf ein Hochschulstudium: Frankfurt/Main: Deutscher Universitätsverlag

Koalitionsvertrag von CDU, CSU und SPD (2005): Gemeinsam für Deutschland. Mit Mut und Menschlichkeit. http://www.cducsu.de/upload/koavertrag0509.pdf

Kommission der Europäischen Gemeinschaften (2000): Memorandum über Lebenslanges Lernen. SEK 1832, Brüssel http://ec.europa.eu/education/policies/lll/life/memode.pdf

Kommission der Europäischen Gemeinschaften (8.7.2005): Arbeitsunterlage der Kommissionsdienststellen. Auf dem Weg zu einem Europäischen Qualifikationsrahmen für Lebenslanges Lernen. http//www.europa.eu.int/comm/education/policies/2010/doc/consultation_eqf_de.pdf Zugriff am 12.12.2007

Kommission der Europäischen Gemeinschaften (2006a). Arbeitsdokument der Kommissionsdienststellen. Das europäische Leistungspunktesystem für die Berufsbildung (ECVET). Ein europäisches System für die Übertragung, Akkumulierung und Anerkennung von Lernleistungen im Bereich der Berufsbildung. Brüssel, SEK (2006) 1431, http://ec.europa.eu/education/ecvt/work_de.pdf Zugriff am 3.12.2007

Kommission der Europäischen Gemeinschaften (2006 b): Vorschlag für eine Empfehlung des Europäischen Parlaments und des Rates zur Einrichtung eines Europäischen Qualifikationsrahmens für lebenslanges Lernen. Brüssel, http://www.bibb.de/dokumente/pdf/a13_eqf_rec_de.pdf Zugriff am 15.2.2008

Koordinierungsstelle für die Studienberatung in Niedersachsen, 2003: Studieren in Niedersachsen: mit und ohne Abitur. Ein Überblick über die unterschiedlichen Möglichkeiten einer Hochschulzugangsberechtigung http://www.kfsn.uni-hannover.de/sin/schueler/voraussetzungen.htm Zugriff am 14. April 2008

Kremer, M. (2006): Vom EQF zum NQF – Festhalten am alten Spielsystem in der beruflichen Bildung? BWP Heft 11, S. 1-6 Zugriff am 3.12.2007

Kremer, M. (2007a): Qualifikationsrahmen und Leistungspunktesysteme – mehr Chancen als Risiken. In: BWP, Heft 3, S. 3-4

Kremer, M. (2007b): Qualifikationsentwicklung und -forschung für die berufliche Bildung. Vom EQF zum NQF – Festhalten am alten Spielsystem in der beruflichen Bildung? bwp online, seit April 2007, S. 1 http://www.bwpat.de/ausgabe11/kremer_bwpat11.shtml Zugriff am am 3.12.1007

Küssner, K., Seng, E.: Der europäische Qualifikationsrahmen – eine deutsche Stellungnahme. In: BWP 2/2006, S. 11-13

Kunze, K. (2007): Entwicklung und Etablierung europäischer Instrumente für die berufliche Bildung – Verlauf des europäischen Leistungspunktesystems. http://mano.chilltimes.de/cmsmadesimple/uploads/File/veroeffentlichungen/ECVET_EQF_Bericht_Aug07.pdf Zugriff am 29.1.2008

KWB (2005): Berufliche Bildung für Europa. Europäischer Qualifikationsrahmen (EQF) und Leistungspunktesystem (ECVET), http://www.kwb-berufsbildung.de/pdf/2005_Positionspapier_EQF_ECVET.pdf Zugriff am 16.10.2007

Le Mouillour, I. (2006): Das europäische Leistungspunktesystem für die Berufsbildung: Stand und Perspektiven. BWP 2006/2, S. 24-28

Le Mouillour, I., Dunkel, T., Sroka, W. (2004): Tätigkeits- und kompetenzorientierte Innovationen im formalen Weiterbildungssystem. In: Arbeitsgemeinschaft Betriebliche Weiterbildungsforschung e.V. (Hrsg.): Lernförderliche Strukturbedingungen: Kompetenzentwicklung 2004 Münster: Waxmann, S. 371-421

Ludwig, I., Schäfer, M. (2005): Kompetenzprofile. Berufsbereich Pflege und Betreuung http://www.hfg-bs.ch/docs/Allgemein/Ludwig_Kompetenzprofile.ppt Zugriff am 8.4.2008

Luhmann, N., Schorr, K.-E. (1982): Das Technologiedefizit der Erziehung und die Pädagogik. In: dies.: Zwischen Technologie und Selbstreferenz. Fragen an die Pädagogik. Frankfurt/Main: Suhrkamp, S. 11-40

Luhmann, N., Schorr, K.-E. (1982): Zwischen Technologie und Selbstreferenz. Fragen an die Pädagogik. Frankfurt/Main: Suhrkamp

Malek, R. (1998): Modularisierung. In: Pahl, J.-P., Uhe, E. (Hrsg): Begriffe von A – Z für Praxis und Theorie in Betrieb und Schule. Seelze: Kallmeyer, S. 123

Meyer, R. (2006): Besiegelt der Europäische Qualifikationsrahmen den Niedergang des deutschen Berufsbildungssystems? In: Berufs- und Wirtschaftspädagogik – online, Ausgabe Nr. 11, November 2006, S. 1-10. http://www.bwpat.de/ausgabe11/meyer_bwpat11.shtml Zugriff am 10.02.2008

Mucke, K. (2004): Förderung der Durchlässigkeit zwischen beruflicher und hochschulischer Bildung. Anerkennung von Qualifikationen und Kompetenzen. BWP 6/2004, S. 11-16

Mucke, K. (2006): Durchlässigkeit durch Anrechnung! In: BIBB: BWP 2/2006, S. 5-10

Mucke, K., Grunwald, S. : Hochschulkompatible Leistungspunkte in der beruflichen Bildung. Grundsteinlegung in der IT-Weiterbildung. Bonn: Bertelsmann 2005

Nonnenmacher, D. (2008): Ein Reifezeugnis von McDonald's. Stuttgarter Zeitung vom 30.1.2008

Ochsenbein, H. (2007): Expertenbericht zum Europäischen Leistungspunktesystem für die Berufsbildung. http://squf.ch/squf_de/uebergreifende_bereiche/positionen_berufsbildung/squfexpertenberichtecvet.pdf Zugriff am 21.2.2008

Oevermann, U. (1973): Die Architektonik von Kompetenztheorien und ihre Bedeutung für eine Theorie der Bildungsprozesse. Berlin 1973

Olbrich, C., Sieger, M. (2007): Duale Studiengänge – der neue Kompromiss in der pflegerischen Qualifizierung. In: Pflege & Gesellschaft, 3/2007, S. 278-282

Oser, F. (2001): Standards: Kompetenzen von Lehrpersonen. In: Oser, F., Oelkers, J. (Hrsg.)(2001): Die Wirksamkeit der Lehrerbildungssysteme. Von der Allrounderbildung zur Ausbildung professioneller Standards. Zürich: Rüegger

Oser, F., Oelkers, J. (Hrsg.)(2001): Die Wirksamkeit der Lehrerbildungssysteme. Von der Allrounderbildung zur Ausbildung professioneller Standards. Zürich: Rüegger

Pahl, J.-P., Uhe, E. (Hrsg.) (1998): Begriffe von A – Z für Praxis und Theorie in Betrieb und Schule. Seelze: Kallmeyer

Piotrowski, A., Heckenhahn, M., Gerlach, A. (2006): Anrechnung pflegeberuflich erworbener Kompetenzen auf Hochschulstudiengänge – Modellversuch WAWIP. In: BWP 11/2006, S. 1-10 Zugriff am 10.02.2008

Rat der Europäischen Union (2002): Detailliertes Arbeitsprogramm zur Umsetzung der Ziele der Systeme der allgemeinen und beruflichen Bildung in Europa. Brüssel 2002

Rauner, F. (2004): Europäische Berufsbildung – eine Voraussetzung für die im EU-Recht verbriefte Freizügigkeit der Beschäftigen. In: RdJB 4/2004, S. 463-475

Rauner, F. (2005): Rettet den Facharbeiter! Die Zeit, Nr. 49, 1.Dezember 2005

Rauner, F. (2006): Kompetenzentwicklung in der beruflichen Bildung. Vortrag zur Veranstaltung des Norddeutschen Zentrums für Weiterentwicklung der Pflege (ndz); „Norddeutsche Handreichung zum KrPflG" am 21.02.2006 in Hamburg http://www.ndz-pflege.de/Kompetenzentwicklung%20in%20der%20berufliche n%20Bildung%20-%20Prof.%20Dr.%20Rauner.pdf Zugriff am 17.1.2007

ReferNet Konsortium (2007): Themen im Fokus. www.refernet.de/de/33.htm Zugriff am 21.2.2008

Reischmann, J. (1995): Lernen en passant – die vergessene Dimension. In: Grundlagen der Weiterbildung, 6.Jg. Heft 4, S. 200-204

Reuling J. (1996): Modularisierung in der englischen Berufsbildung. In: Berufsbildung in Wissenschaft und Praxis. Heft 2

Roscher, F., Sachs, A. (1999): Credit-Rahmenwerk für die Fachhochschulen in Baden Württemberg. Schriftenreihe Report Band 37. Alsbach: Leuchtturmverlag

Roth, H. (1971): Pädagogische Anthropologie, Band II Hannover: Schroedel

Rothe, G. (Hrsg.) (2001): Die Systeme beruflicher Qualifizierung Deutschlands, Österreichs und der Schweiz im Vergleich. Sonderband. Villingen-Schwenningen 2001

Sachverständigenrat zur Begutachtung der Entwicklung im Gesundheitswesen (2007): Kooperation und Verantwortung – Voraussetzungen einer zielorientierten Gesundheitsversorgung. http://www.svr-gesundheit.de/Gutachten/%DCbersicht/Langfassung.pdf Zugriff am 15.2.2008

Sailer, M. (2005): (Fach-) Weiterbildungen der Pflege in der DRG-Kostenzange. In: PRInternet Heft 6, S. 355-358

Sandhaas, B. (1986): Bildungsformen. In: Haller, Hans-Dieter, Meyer, Hilbert: Ziele und Inhalte der Erziehung und des Unterrichts. Enzyklopädie Erziehungswissenschaft, Bd. 3. Stuttgart 1986, S. 399-406

Senatsverwaltung für Integration, Arbeit und Soziales (2007): Begrüßungsrede des Staatssekretärs für Arbeit zur Fachtagung „EQR – NQR – Europäische Berufe" am 22. Mai 2007. http://www.berlin.de/imperia/md/content/sen-arbeit/eu_politik/07_05_22_eqf_rede_liebich.pdf, Zugriff am 21.1.2008

Severing, E. (2006): Europäische Zertifizierungsstandards in der Berufsbildung. In: Zeitschrift für Berufs- und Wirtschaftspädagogik, 102. Band, S. 15-29

Sieger, M. (2005): Neue Dimensionen von Professionalität in Europa. Pflegeaktuell, 12/2005, S. 677-680

Stalder, M. (2006): Der Kopenhagen-Prozess und die Schweiz. In: Die Volkswirtschaft, Das Magazin für Wirtschaftspolitik, Heft 3, S. 59-62

Stamm-Riemer, I. (Hrsg.)(2004): Lebenslanges Lernen. Zur Verknüpfung akademischer und beruflicher Bildung. Berlin: Berliner Wissenschaftsverlag

Stamm-Riemer, I. (2007): Sind berufliche Weiterbildung und Hochschulabschluss kompatibel? Für mehr Anschlussfähigkeit im deutschen Bildungssystem. http://ankom.his.de/bibliothek/upload/Stamm_AK1_6.doc Zugriff am 17.10. 2007

Stamm-Riemer, I., Loroft, C., Minks, K.-H., Freitag, W. (Hrsg.) (2008): Die Entwicklung von Anrechnungsmodellen zu Äquivalenzpotentialen von beruflicher- und hochschulischer Bildung. http://www.his.de/pdf/pub_fh/fh-200813.pdf Zugriff am 22.11.2008

Stöcker, G. (2004): Es ist noch viel zu tun ... Heilberufe 5/2004, S. 14-15

Stöcker, G. (2005): Europäisierung der Pflegelehrerbildung http://www.oegkv. at/fileadmin/docs/ARGE-Schuldirekt/StoeckerPflegelehrerbildung.pdf Zugriff am 18.12.2007

Stöcker, G. (2007): Pflegebildung offensiv – Deutscher Bildungsrat für Pflegeberufe. Vortrag gehalten auf dem 5. Thüringer Pflegetag. http://conventus.de/nmtemp/media/2369/g._stoecker_-_pflegebildung_offensiv_-_deutscher_bildungsrat_fuer_pflegeberufe.pdf Zugriff am 21.3.2008

Straka, G.A. (Hrsg): (2003): Lernen, organisiert und selbstgesteuert. Forschung – Lehre – Praxis, Münster

Tenorth H., Tippelt R. (2007): Lexikon Pädagogik. Weinheim und Basel: Beltz

Vernetzungskonferenz (2007): „Anrechnung beruflicher Kompetenzen auf Hochschulstudiengänge" http://www.bankkaufmann.com/a-58281-Vernetzungs konferenz-Anrechnung.berufliche. Zugriff am 19.10.2007

Weiss, R.: Durchlässigkeit durch Anrechnung. Es gibt noch viel zu tun. In. BWP 2/2006, S. 3-4

White, R. W. (1966): Motivation reconsidered. The Concept of Competence. Psychol. Review, S. 297-333

Wolter A. (2003): Formale Studienberechtigung und non-formelle Bildung in der Lebensspanne – Das Beispiel der Studienzulassung nicht traditioneller Studierender. In: Straka, G.A. (Hrsg): (2003): Lernen, organisiert und selbstgesteuert. Forschung – Lehre – Praxis. Münster: Waxmann

WR (2002): Empfehlungen zur Entwicklung der Fachhochschulen. Drs. 5102/02. Berlin, 18.01.2002

WR (2004): Empfehlungen zur Reform des Hochschulzugangs. Drs. 5920/04 vom 30. Januar 2004 http://www.wissenschaftsrat.de/texte/5920-04.pdf Zugriff am 22.1.2008

WR (2006): Empfehlungen zum arbeitsmarkt- und demografiegerechten Ausbau des Hochschulsystem http://www.wissenschaftsrat.de/texte/7083-06.pdf Zugriff am 11.12.07

11. Glossar

AITTS

Advanced IT Training System = Deutsche IT-Weiterbildung im europäischen Sprachgebrauch

ANKOM

Anrechnung beruflicher Kompetenzen auf Hochschulstudiengänge

Das BMBF hat im Jahre 2005 ein aus dem Bundeshaushalt und Mitteln des Europäischen Sozialfonds finanziertes Programm ausgeschrieben, das Projekt ANKOM (=Anrechnung beruflicher Kompetenzen auf Hochschulstudiengänge), in dem es um das Thema der Anrechnung beruflicher Kompetenzen auf Hochschulabschlüsse geht. 11 Projekte aus unterschiedlichen „Domänen" werden in diesem Zusammenhang gefördert. 2008 sollen Ergebnisse und Empfehlungen vorliegen.

Accreditation of Prior Learning

Der Terminus Accreditation of Prior Learning bezieht sich auf unterschiedliche Anrechnungsverfahren zur Bewertung und Anerkennung formellen und informellen Lernens.

Im Wesentlichen werden zwei Arten unterschieden: das prior certificated learning (APCL) und das prior experiental learning (APEL) (nach Piotrowski et al. 2006, S. 3).

APCL

bezieht sich auf Anerkennung und Einschätzung von Lernergebnissen aus dem Bereich der formalisierten Aus- Fort- und Weiterbildung.

APEL

Bezieht sich auf die Bewertung und Anerkennung von nicht formell und informell erworbenen Lernergebnissen.

Berufsprinzip

gilt als das Qualifizierungsprinzip, das die Möglichkeit sichert, auf Grund einer mehrjährigen Berufsausbildung in breit angelegten bundeseinheitlichen Ausbildungsberufen eine Vielzahl von beruflichen Tätigkeiten wahrnehmen zu können.

Bund Länder Kommission

Die Bund-Länder-Kommission für Bildungsplanung und Forschungsförderung (BLK) war bis Ende 2007 das ständige Gesprächsforum für alle Bund und Länder gemeinsam berührenden Fragen des Bildungswesens und der Forschungsförderung (Artikel 1 des BLK-Abkommens). Sie gab den Regierungschefs des Bundes und der Länder Empfehlungen zur Bildungsplanung und Forschungsförderung. Ab 1. Januar 2008 wurden die Aufgaben der BLK teilweise von der neu gegründeten Gemeinsamen Wissenschaftskonferenz übernommen.

CEDEFOP

Europäisches Zentrum für die Entwicklung der Berufsbildung

CEN

Europäisches Normeninstitut

Certificate Supplements:

Zeugniserläuterungen

Deskriptoren

sind im EQR Kenntnisse, Fertigkeiten, Kompetenzen); Beschreibung allgemeiner Bewertungskriterien auf unterschiedlichen Niveaus im EQF (Mucke 2006, 7).

Domäne

Ein Fachgebiet/Themenbereich, das oder der Gegenstand einer inhaltlichen Spezialisierung ist oder ein Wissensgebiet, nämlich die Gesamtheit des Wissens innerhalb eines Fachbereichs (wikipedia, http://de.wikipedia.org/wiki/Wikipedia Zugriff am 4.12.2007).

Dublin Descriptors

eine fächerübergreifende Definition von Qualifikationen zur Unterscheidung von Bachelor- und Masterstudiengängen. Diese Festlegung wurde auf europäischer Ebene von der Arbeitsgruppe Joint Quality Initiative (http://www.joint-quality.org) entwickelt.

ECVET

(European Credit Transfer System for Vocationale Education and Training) ist ein europäisches System zur Akkumulierung und Übertragung von Leistungspunkten in der beruflichen Aus- und Weiterbildung in Europa. Mit diesem System können Lernleistungen/Lernergebnisse einer Person dokumentiert und bescheinigt werden, die einen Ausbildungsweg für eine Qualifizierung, ein Berufsdiplom oder ein Zeugnis absolviert hat. Es erlaubt die Anrechnung im Ausland erreichter Lernergebnisse, sowohl in der formalen Berufsbildung als auch in nichtformalen Kontexten. Das System ist personenzentriert, d.h. es beruht auf der Validierung und Akkumulierung der von der betreffenden Person erreichten Lernergebnisse. Diese sind als das für die Qualifikation notwendige Wissen sowie die notwendigen Fertigkeiten und Kompetenzen definiert. Dabei geht es um die vertikale und horizontale Durchlässigkeit zwischen den Subsystemen der Bildungssysteme und insbesondere zwischen der Berufsbildung und der Hochschulbildung in Europa.

ECVET Connexion:

EU Projekt; hier sollen die Berufsbildungsangebote (Konzeption, Art, Organisation und Durchführung) u.a. hinsichtlich der Transfer- und Akkumulationsfunktionen des ECVET Modells untersucht werden (Le Mouillour 2006, S. 28).

Einheit

siehe Lerneinheit

ECVET Reflector

EU Projekt; beschäftigt sich mit den Prozessen und Verfahren der Evaluierung, Validierung und Anerkennung von Ausbildungsleistungen auf der Grundlage des ECVET Modells (Le Mouillour 2006, S. 28).

EQR = Europäischer Qualifikationsrahmen (engl.: EQF = European Qualifications Framework):

ein auf alle Bildungssysteme in Europa anwendbares gemeinsames Bezugssystem für Qualifikationen, mit dem die Zuordnung von Qualifikationen und Kompetenzen zu europäischen Niveaustufen ermöglicht werden soll. Bildungsgänge und Qualifikationen werden nicht unmittelbar einer im EQR festgelegten Niveaustufe zugeordnet, sondern zunächst Niveaustufen nationaler Qualifikationsrahmen. Der EQR fungiert nicht als Anerkennungsmechanismus von beruflichen Qualifikationen. Er kann aber als Übersetzungsinstrument für die Kommunikation zwischen den Bildungssystemen der Mitgliedstaaten eine zentrale Rolle einnehmen. Dabei sollen die Unterschiede der Bildungssysteme und die Verantwortung der Mitgliedstaaten für deren Geltung unverändert bestehen bleiben.

Europass

EU-Instrument, soll die Mobilität von Auszubildenden, Studierenden und Beschäftigten fördern. Seine Funktion besteht darin, ein Gesamtbild der Qualifikationen und Kompetenzen einzelner Personen darzustellen und diese im europäischen Kontext vergleichbar zumachen. Seine Nutzung ist freiwillig. Es gibt fünf Transparenzinstrumente (oder -dokumente):

1. den Europass-Lebenslauf

2. den Europass-Sprachenpass

3. die Europass-Zeugniserläuterung

4. den Europass-Diplomzusatz

5. den Europass Mobilitätsnachweis

Die ersten beiden Dokumente kann sich jede Einzelperson selbst ausfüllen. Die letztgenannten drei werden von „zuständigen Organisationen" ausgefüllt.

Europass-Sprachenportfolio

Das Europass-Sprachenportfolio ist ein Dokument, in das persönliche sprachliche und kulturelle Lernerfahrungen und Kompetenzen eingetragen werden können. Es hat sowohl eine pädagogische als auch eine informierende Funktion. So soll das Portfolio die Lernenden stärker dazu motivieren, ihre Sprachfähigkeiten zu verbessern und neue Lern- und interkulturelle Erfahrungen zu sammeln. Es soll dabei helfen, über Lernziele nachzudenken, Lernprozesse zu planen und selbstständig zu lernen.

Als Informationsinstrument soll das Europäische Sprachenportfolio die Sprachkenntnisse des Inhabers umfassend, anschaulich, transparent und zuverlässig dokumentieren und das erreichte Kompetenzniveau beschreiben. Dabei werden sämtliche Kompetenzen bewertet, unabhängig davon, ob sie innerhalb oder außerhalb des formalen Bildungssystems erworben wurden.

Das Europäische Sprachenportfolio besteht aus

* einem Sprachenpass, der regelmäßig aktualisiert wird und die Sprachkenntnisse gemäß gemeinsamen in ganz Europa anerkannter Kriterien beschreibt;

* einer detaillierten Sprachbiografie, die die persönlichen Erfahrungen des Inhabers für jede einzelne Sprache enthält;

- einem Dossier, in dem persönliche Arbeiten gesammelt werden können, um die Sprachkompetenzen anschaulich zu dokumentieren (Drews/Kräuter 2007).

Eurydice

Europa-Wörterbuch, bereits mehr als 1000 Eintragungen (http://www.europa-digital.de/service/abc/glossar.shtml)

Fähigkeit

siehe „Vermögen"

Fertigkeiten

bezeichnet die Fähigkeit, Kenntnisse anzuwenden und Know-how einzusetzen, um Aufgaben auszuführen und Probleme zu lösen. Im Europäischen Qualifikationsrahmen werden Fertigkeiten als kognitive Fertigkeiten (logisches, intuitives und kreatives Denken) und praktische Fertigkeiten beschrieben (Geschicklichkeit und Verwendung von Methoden, Materialien, Werkzeugen und Instrumenten) (Europäisches Parlament 2007, EQR, Anhang 1).

First cycle studium

auch First cycle degree genannt. Erster Studienzyklus, dauert 3-4 Jahre, endet mit dem Bachelor

GATS Abkommen

GATS:General Agreement on Trade in Services. Das Allgemeine Abkommen über den Handel mit Dienstleistungen ist eine internationales, multilaterales Vertragswerk der Welthandelsorganisation (WTO), das den grenzüberschreitenden Handel mit Dienstleistungen regelt und dessen fortschreitende Liberalisierung zum Ziel hat.

GATS Art. 1 Abs.3 umfasst alle Dienstleistungen, mit Ausnahme solcher Dienstleistungen, die im Rahmen staatlicher Zuständigkeit erbracht werden. Dienstleistungen, die im Rahmen staatlicher Zuständigkeit erbracht werden, werden definiert als Dienstleistungen, die weder zu kommerziellen Zwecken noch im Wettbewerb mit einem oder mehren Dienstleistungserbringern erbracht werden.

GATS gilt nicht nur für den Handel mit Dienstleistungen, sondern auch für den Konsum von Dienstleistungen im Inland sowie die Erbringung von Dienstleistungen durch ausländische Investoren. Das Abkommen hat weitreichende Auswirkungen. http://de.wikipedia.org/wiki/Allgemeines_Abkommen_%C3%BCber_den_Handel_mit_Dienstleistungen Zugriff am 15.2.2008.

Gemeinsame Wissenschaftskonferenz (GWK)

Die GWK löste im Zuge der Föderalismusreform am 1.1.2008 die Bund-Länder-Konferenz ab. Die GWK ist wie die BLK eine Regierungskommission. Ihr gehören die für Wissenschaft und Forschung zuständigen Ministerinnen und Minister und Senatorinnen und Senatoren an sowie die für Finanzen zuständigen Ministerinnen und Minister und Senatorinnen und Senatoren von Bund und Ländern. Die GWK soll alle gemeinsam Bund und Länder berührenden Fragen in Wissenschaft und Forschung behandeln. Der Unterschied zur KMK besteht darin, dass die Kultusministerkonferenz in den alle Länder gemeinsam berührenden Fragen berät. Der Unterschied zum Wissenschaftsrat ist, dass der Wissenschaftsrat berät, aber er entscheidet nicht. Die GWK ist ein Entscheidungsgremium. Aufgabenschwerpunkt ist die gemeinsame Förderung der großen außeruniversitären Forschungseinrichtungen, der Deutschen Forschungsgemeinschaft und der Universitäten. Eine weitere Aufgabe besteht in einer verstärkten strategischen Zusammenarbeit unter den Aspekten einer günstigen internationalen Positionierung unter den Bedingungen des globalen Wettbewerbs. In Fragen von Bildung und Bildungsplanung berät die Gemeinsame Wissenschaftskonferenz nicht.

Informelles Lernen

resultiert aus alltäglichen arbeitsbezogenen, Familien- oder Freizeitaktivitäten. Es ist nicht organisiert und strukturiert in Hinblick auf Ziele, Zeit und Unterstützung. Informelles Lernen wird vom Lernenden meist nicht beabsichtigt und führt üblicherweise nicht zu einem Zertifikat

(Drexel 2005, S. 24).

Internationale sektorale Organisation

bezeichnet eine Vereinigung nationaler Organisationen, einschließlich z. B. Arbeitgeber- und Berufsverbänden, die die Interessen nationaler Sektoren vertritt (Europäisches Parlament 2007, EQR, Anhang 1).

ISCED

International Standard Classification of Education; Aufgabe: Zuordnung von Bildungsabschlüssen auf der Grundlage eines inputorientierten Ansatzes (Küssner/Seng 2006, S. 12)

Kenntnisse

bezeichnet das Ergebnis der Verarbeitung von Information durch Lernen. Kenntnisse bezeichnen die Gesamtheit der Fakten, Grundsätze, Theorien und Praxis in einem Lern- oder Arbeitsbereich. Im Europäischen Qualifikationsrahmen werden Kenntnisse als Theorie- und/oder Faktenwissen beschrieben (Europäisches Parlament 2007, EQR, Anhang 1).

Kompetenz

bezeichnet die nachgewiesene Fähigkeit, Kenntnisse, Fertigkeiten sowie persönliche, soziale und methodische Fähigkeiten in Arbeits- oder Lernsituationen und für die berufliche und/oder persönliche Entwicklung zu nutzen. Im Europäischen Qualifikationsrahmen wird Kompetenz im Sinne der Übernahme von Verantwortung und Selbstständigkeit beschrieben (Europäisches Parlament 2007, EQR, Anhang 1).

KWB

Kuratorium der deutschen Wirtschaft für Berufsbildung (Mitglieder: Bundesvereinigung der Deutschen Arbeitgeberverbände, Deutscher Industrie- und Handelskammertag, Hauptverband des deutschen Einzelhandels, Zentralverband des Deutschen Handwerks, Bundesverband der Deutschen Industrie, Bundesverband des Deutschen Groß- und Außenhandels, Bundesverband der Freien Berufe, Deutscher Bauernverband)

Lernen

Der Begriff „Lernen" bezeichnet einen kumulativen Prozess, in dessen Rahmen sich der Einzelne Kenntnisse von wachsendem Komplexitäts- und Abstraktionsgrad (Begriffe, Kategorien, Verhaltensmuster oder Modelle) und/oder Kompetenzen sukzessive aneignet. Dieser Prozess erfolgt informell, zum Beispiel in der Freizeit und in formalen Arrangements, einschließlich des Arbeitsplatzes (Cedefop, in: Kommission der Europäischen Gemeinschaften 2005, S. 12).

Lerneinheit (unit)

Eine Einheit ist die Gesamtheit der Kenntnisse, der Fähigkeiten und weiterer Kompetenzen, die einen Teil einer Qualifikation darstellt. Die Einheit kann der kleinste Teil einer Qualifikation sein, die evaluiert, validiert und eventuell zertifiziert werden kann. Eine Einheit kann sich auf eine oder mehrere Qualifikationen beziehen.

Die Zahl, der Inhalt (die Dimension) und die Eigenschaften der Einheiten, die eine Qualifikation ausmachen, werden von der für diese Funktion zuständigen Behörde oder Organisation definiert (Kommission der Europäischen Gemeinschaften, 2006a, S. 13).

Lernergebnisse

Dieser Begriff bezeichnet Aussagen darüber, was Lernende wissen, verstehen und in der Lage sind zu tun, nachdem sie einen Lernprozess abgeschlossen haben. Sie werden als Kenntnisse, Fertigkeiten und Kompetenzen definiert (Europäisches Parlament 2007, EQR, Anhang 1).

Memorandum of Understanding

ECVET spezifisches Instrument. Es ist eine freiwillige allgemeine Vereinbarung zwischen den nationalen Behörden, Berufsbildungsanbietern, Branchenorganisationen und gegebenenfalls weiteren zuständigen Stellen über die Zusammenarbeit in den Bereichen Validierung, Übertragung und (gegebenenfalls) Anerkennung von Lernergebnissen und Leistungspunkten mobiler Lernender (EK 2005 in: Le Mouillour 2006, S. 27).

Module

stellen eine pädagogisch-didaktische Gliederung eines Bildungsprogramms dar (Le Mouillour 2006, S. 26).

NA

Nationale Agentur Bildung für Europa, ist beim Bundesinstitut für Berufsbildung angesiedelt

Nationaler Qualifikationsrahmen

bezeichnet ein Instrument für die Klassifizierung von Qualifikationen anhand eines Kriteriensatzes zur Bestimmung des jeweils erreichten Lernniveaus; Ziel ist die Integration und Koordination nationaler Teilsysteme von Qualifikationen und die Verbesserung der Transparenz, des Zugangs, des aufeinander Aufbauens und der Qualität von Qualifikationen im Hinblick auf den Arbeitsmarkt und die Zivilgesellschaft (Europäisches Parlament 2007, EQR, Anhang 1).

Nationales Qualifikationssystem

bezeichnet alle Aspekte der Maßnahmen eines Mitgliedstaates, die mit der Anerkennung von Lernen zu tun haben, sowie sonstige Mechanismen, die einen Bezug zwischen der allgemeinen und beruflichen Bildung einerseits und dem Arbeitsmarkt und der Zivilgesellschaft andererseits herstellen. Dazu zählen die Ausarbeitung und Umsetzung institutioneller Regelungen und Prozesse im Zusammenhang mit der Qualitätssicherung sowie der Beurteilung und der Vergabe von Qualifikationen. Ein nationales Qualifikationssystem kann aus mehreren Teilsystemen bestehen und einen nationalen Qualifikationsrahmen umfassen (Europäisches Parlament 2007, EQR, Anhang 1).

NEC

Das nationale Europasscenter; es ist seit dem 1.1.2007 beim Bundesinstitut für Berufsbildung angesiedelt.

Non-formales oder nicht formales Lernen

Hierunter wird im EU-Kontext Lernen verstanden, das in planvolle Tätigkeiten eingebettet ist, die nicht explizit als Lernen bezeichnet werden (in Bezug auf Lernziele, Lernzeiten und Lernförderung), jedoch ein ausgeprägtes Lernelement enthalten. Nichtformales Lernen ist im Allgemeinen intentional aus der Sicht des Lernenden und führt üblicherweise nicht zur Zertifizierung (Kommission 2005, S. 55).

Notional Learning Time

Ist die Zeit, die ein „durchschnittlich" Lernender benötigt, um Lernergebnisse einer Qualifikation zu erwerben (in Anlehnung an SCQF 2003) (Le Mouillour 2006, S. 27).

Offene Koordinierung (OMK)

Politisches Instrument der EU, mit dem auch in denjenigen Politikbereichen eine größere Konvergenz der nationalen Politiken der Mitgliedstaaten erreicht werden soll, in denen der EU formale Regelungsbefugnisse fehlen (wie im Bildungsbereich). Das Verfahren der offenen Koordinierung sieht hierzu die freiwillige Vereinbarung gemeinsamer Ziele sowie ein regelmäßiges Berichterstattungswesen vor (Bechtel, Lattke, Nuissl 2005, S. 135).

PLOTEUS

Portal für Lernangebote (http://ec.europaeu/ploteus) hilft, Qualifikationen transparent zu machen, indem es Informationen über Bildungs- Ausbildungs- und Lernangebote in europäischen Ländern bietet. Die weitere Entwicklung von PLOTEUS wird die durch den EQR eingeführten Referenzniveaus berücksichtigen (Kommission der Europäischen Gemeinschaften 2006b, S. 5).

Portfolio

(lat."franz. „Blatt, das man mitnimmt"): Darstellung des Lernstandes durch die Lernenden selbst, mit Perspektiven für weitere Lernschritte; ursprünglich aus den USA, durch das europäische Sprachenportfolio heute zunehmend auch in Deutschland und anderen europäischen Ländern bekannt gewordenes Alternativinstrument zur Notenvergabe (Tenorth/Tippelt 2007, S. 566)

Profilpass

Weiterbildungspass zur Identifizierung, Erfassung und Anerkennung von informellem Lernen. Gründe dafür: Individuen sind sich oft ihrer eigenen Kompetenzen nicht bewusst und müssen diese zunächst rekonstruieren.

Qualifikation

bezeichnet das formale Ergebnis eines Beurteilungs- und Validierungsprozesses, bei dem eine dafür zuständige Stelle festgestellt hat, dass die Lernergebnisse einer Person vorgegebenen Standards entsprechen (Europäisches Parlament 2007, EQR, Anhang 1).

Qualifikationsrahmen

Ein Qualifikationsrahmen ist eine systematische Beschreibung der Qualifikationen, die das Bildungssystem eines Landes hervorbringt. Diese Beschreibung beinhaltet eine allgemeine Darstellung des Qualifikationsprofils eines Absolventen, der den zugeordneten Abschluss besitzt, eine Auflistung der angestrebten Lernergebnisse (outcomes), eine Beschreibung der Kompetenzen und Fertigkeiten, über die der Absolvent verfügen sollte, eine Beschreibung der formalen Aspekte eines Ausbildungslevels (Arbeitsumfang in ECTS, Credits, Zulassungskriterien, Bezeichnung der Abschlüsse, formale Berechtigungen) (HRK/KMK/BMBF (2005, S. 2f.).

Second cycle

Zweiter Studienzyklus, endet mit dem Master

RdJB

Recht der Jugend und des Bildungswesens. Fachzeitschrift für Fragen des Rechts und der Verwaltung

Sektor

Bezeichnet eine Zusammenfassung beruflicher Tätigkeiten auf der Basis ihrer wichtigsten Wirtschaftsfunktion, ihres wichtigsten Produkts, ihrer wichtigsten Dienstleistung oder ihrer wichtigsten Technik (Europäisches Parlament 2007, EQR, Anhang 1).

Stake holders

Bildungsakteure der am EU Prozess beteiligten Länder (Drexel 2005, S. 40)

TAG

Technical Working Group; technische Arbeitsgruppe, beauftragt von der europäischen Kommission mit der Bearbeitung von EQF oder ECVET

Tuning-Projekt

Europäisches länderübergreifendes Projekt, deren Aufgabe es einerseits war, Studieninhalte und -abschlüsse gegenseitig verständlich zu machen. Lernergebnisse werden darum in Form von allgemeinen (generic) und fachbezogenen (subject oriented) Kompetenzen beschrieben, die ein Absolvent besitzt oder anwenden kann, wenn der Lernprozess abgeschlossen ist. Der nächste Schritt im Tuning-Projekt bestand darin, ein ECTS-basiertes Verfahren zur Ermittlung der Arbeitsbelastung zu schaffen. Dazu wurden mit Hilfe der teilnehmenden Hochschulen und Fächer Übersichten erarbeitet.

Unit

siehe Lerneinheit

Vermögen (Fähigkeit)

Der Begriff Vermögen ist ein Synonym für aktive Potenz: Vermögen (oder Fähigkeit) hat, wer etwas zu tun vermag. Nicht nur Individuen haben Vermögen, sondern ebenso wird auch Gruppen oder Gesellschaften ein Vermögen zugeschrieben. Fähigkeiten sind im Gegensatz zu Fertigkeiten angeboren oder durch äußere Umstände bestimmt und müssen demnach nicht erworben werden.

Manche Fähigkeiten können jedoch durch Training verbessert werden (Wikipedia http://de.wikipedia.org/Zugriff am 12.12.2008).

Workload

bezieht sich auf Bildungsprogramme. Im Hochschulsystem ist der workload die in Zeitstunden ausgedrückte erwartete studentische Arbeitsbelastung, die für einen erfolgreich absolvierten Studienabschnitt notwendig ist (Kontaktezeit, Referate, Abschlussarbeit, Praktika). Laut Beschluss der KMK vom 24.10.1997 sollte für den Arbeitsaufwand eines Vollzeitstudiums eines Jahres eine Höchstgrenze von insgesamt 1800 Stunden angesetzt werden. Der tatsächlich erbrachte Aufwand dürfte jedoch im Durchschnitt in einem Korridor zwischen 1500 und 1800 Stunden liegen (Le Mouillour 2006/2, S. 27, nach HRK 2004).

12. ANHANG

Die 8 Referenzniveaus des europäischen Qualifikationsrahmens und seine Deskriptoren.

Sie finden sich als Anhang 2 im entsprechenden EU-Dokument.

Jeder der acht Niveaus wird durch eine Reihe von Deskriptoren definiert, die die Lernergebnisse beschreiben, die für die Erlangung der diesem Niveau entsprechenden Qualifikationen in allen Qualifikationssystemen erforderlich sind.

	Kenntnisse	Fertigkeiten	Kompetenz
	Im Zusammenhang mit dem EQR werden Kenntnisse als Theorie- und/oder Faktenwissen beschrieben.	Im Zusammenhang mit dem EQR werden Fertigkeiten als kognitive Fertigkeiten (unter Einsatz logischen, intuitiven und kreativen Denkens) und praktische Fertigkeiten (Geschicklichkeit und Verwendung von Methoden, Materialien, Werkzeugen und Instrumenten) beschrieben.	Im Zusammenhang mit dem EQR wird Kompetenz im Sinne der Übernahme von Verantwortung und Selbstständigkeit beschrieben.
Niveau 1 *Zur Erreichung von Niveau 1 erforderliche Lernergebnisse*	grundlegendes Allgemeinwissen	grundlegende Fertigkeiten, die zur Ausführung einfacher Aufgaben erforderlich sind	Arbeiten oder Lernen unter direkter Anleitung in einem vorstrukturierten Kontext
Niveau 2 *Zur Erreichung von Niveau 2 erforderliche Lernergebnisse*	grundlegendes Faktenwissen in einem Arbeits- oder Lernbereich	grundlegende kognitive und praktische Fertigkeiten, die zur Nutzung relevanter Informationen erforderlich sind, um Aufgaben auszuführen und Routineprobleme unter Verwendung einfacher Regeln und Werkzeuge zu lösen	Arbeiten oder Lernen unter Anleitung mit einem gewissen Maß an Selbstständigkeit

Niveau 3 Zur Erreichung von Niveau 3 erforderliche Lernergebnisse	Kenntnisse von Fakten, Grundsätzen, Verfahren und allgemeinen Begriffen in einem Arbeits- oder Lernbereich	Eine Reihe von kognitiven und praktischen Fertigkeiten zur Erledigung von Aufgaben und zur Lösung von Problemen, wobei grundlegende Methoden, Werkzeuge, Materialien und Informationen ausgewählt und angewandt werden	Verantwortung für die Erledigung von Arbeits- oder Lernaufgaben übernehmen
Niveau 4 Zur Erreichung von Niveau 4 erforderliche Lernergebnisse	breites Spektrum an Theorie- und Faktenwissen in einem Arbeits- oder Lernbereich	eine Reihe kognitiver und praktischer Fertigkeiten, um Lösungen für spezielle Probleme in einem Arbeits- oder Lernbereich zu finden	selbstständiges Tätigwerden innerhalb der Handlungs-parameter von Arbeits- oder Lernkontexten, die in der Regel bekannt sind, sich jedoch ändern können Beaufsichtigung der Routinearbeit anderer Personen, wobei eine gewisse Verantwortung für die Bewertung und Verbesserung der Arbeits- oder Lernaktivitäten übernommen wird
Niveau 5* Zur Erreichung von Niveau 5 erforderliche Lernergebnisse	umfassendes spezialisiertes Theorie- und Faktenwissen in einem Arbeits- oder Lernbereich sowie Bewusstsein für die Grenzen dieser Kenntnisse	umfassende kognitive und praktische Fertigkeiten, die erforderlich sind, um kreative Lösungen für abstrakte Probleme zu erarbeiten	Leiten und Beaufsichtigen in Arbeits- oder Lernkontexten, in denen nicht vorhersehbare Änderungen auftreten Überprüfung und Entwicklung der eigenen Leistung und der Leistung anderer Personen

Niveau 6** *Zur Erreichung von Niveau 6 erforderliche Lernergebnisse*	fortgeschrittene Kenntnisse in einem Arbeits- oder Lernbereich unter Einsatz eines kritischen Verständnisses von Theorien und Grundsätzen	fortgeschrittene Fertigkeiten, die die Beherrschung des Faches sowie Innovationsfähigkeit erkennen lassen und zur Lösung komplexer und nicht vorhersehbarer Probleme in einem spezialisierten Arbeits- oder Lernbereich nötig sind	Leitung komplexer fachlicher oder beruflicher Tätigkeiten oder Projekte und Übernahme von Entscheidungsverantwortung in nicht vorhersehbarem Arbeits- oder Lernkontexten Übernahme der Verantwortung für die berufliche Entwicklung von Einzelpersonen und Gruppen
Niveau 7*** *Zur Erreichung von Niveau 7 erforderliche Lernergebnisse*	hoch spezialisiertes Wissen, das zum Teil an neueste Erkenntnisse in einem Arbeits- oder Lernbereich anknüpft, als Grundlage für innovative Denkansätze und/oder Forschung kritisches Bewusstsein für Wissensfragen in einem Bereich und an der Schnittstelle zwischen verschiedenen Bereichen	spezialisierte Problemlösungsfertigkeiten, im Bereich Forschung und/oder Innovation, um neue Kenntnisse zu gewinnen und neue Verfahren zu entwickeln sowie um Wissen aus verschiedenen Bereichen zu integrieren	Leitung und Gestaltung komplexer, unvorhersehbarer Arbeits- oder Lernkontexte, die neue strategische Ansätze erfordern Übernahme von Verantwortung für Beiträge zum Fachwissen und zur Berufspraxis und/oder für die Überprüfung der strategischen Leistung von Teams
Niveau 8**** *Zur Erreichung von Niveau 1 erforderliche Lernergebnisse*	Spitzenkenntnisse in einem Arbeits- oder Lernbereich und an der Schnittstelle zwischen verschiedenen Bereichen	Weitest fortgeschrittene und spezialisierte Fertigkeiten und Methoden einschließlich Synthese und Evaluierung, zur Lösung zentraler Fragestellungen in den Bereichen Forschung und/oder Innovation und zur Erweiterung oder Neudefinition vorhandener Kenntnisse oder beruflicher Praxis	Fachliche Autorität, Innovationsfähigkeit, Selbstständigkeit, wissenschaftliche und berufliche Integrität und nachhaltiges Engagement bei der Entwicklung neuer Ideen oder Verfahren in führenden Arbeits- oder Lernkontexten einschließlich der Forschung

Der EQR ist kompatibel mit dem Qualifikationsrahmen für den europäischen Hochschulraum

Der Qualifikationsrahmen für den Europäischen Hochschulraum bietet Deskriptoren für Studienzyklen. Jeder Deskriptor für einen Studienzyklus formuliert eine allgemeine Aussage über gängige Erwartungen betreffend Leistungen und Fähigkeiten, die mit Qualifikationen am Ende eines Studienzyklus verbunden sind.

* Der Deskriptor für den Kurzstudiengang (innerhalb des ersten Studienzyklus oder in Verbindung damit), der von der Joint Quality Initiative als Teil des Bologna-Prozesses entwickelt wurde, entspricht den zur Erreichung von EQR-Niveau 5 erforderlichen Lernergebnissen.

** Der Deskriptor für den ersten Studienzyklus des Qualifikationsrahmens für den Europäischen Hochschulraum, der von den für die Hochschulbildung zuständigen Ministern auf ihrer Tagung im Mai 2005 in Bergen im Rahmen des Bologna-Prozesses beschlossen wurde, entspricht den zur Erreichung von EQR-Niveau 6 erforderlichen Lernergebnissen.

*** Der Deskriptor für den zweiten Studienzyklus des Qualifikationsrahmens für den Europäischen Hochschulraum, der von den für die Hochschulbildung zuständigen Ministern auf ihrer Tagung im Mai 2005 in Bergen im Rahmen des Bologna-Prozesses beschlossen wurde, entspricht den zur Erreichung von EQR-Niveau 7 erforderlichen Lernergebnissen.

**** Der Deskriptor für den dritten Studienzyklus des Qualifikationsrahmens für den Europäischen Hochschulraum, der von den für die Hochschulbildung zuständigen Ministern auf ihrer Tagung im Mai 2005 in Bergen im Rahmen des Bologna-Prozesses beschlossen wurde, entspricht den zur Erreichung von EQR-Niveau 8 erforderlichen Lernergebnissen.

Aus: Der Europäische Qualifikationsrahmen für Lebenslanges Lernen, Anhang II. http://ec.europa.eu/education/policies/educ/eqf/eqf08_de.pdf   Zugriff   am 9.5.2008